Frisch & Knackig 2023

Salate für jeden Anlass

Anna Mayer

Inhalt

Geflügelsalat mit Prosciutto 8

Köstlicher Rucolasalat mit Garnelen 10

Garnelen-Cobb-Salat 12

Melonen- und Prosciutto-Salat 15

Salat aus Mais und weißen Bohnen 17

Thailändischer Garnelensalat 19

Leckerer Salat mit würzigem Ananas-Dressing 22

Gegrilltes Hühnchen und Rucola-Salat 25

Muschel-Nudelsalat mit Buttermilch-Schnittlauch-Dressing 27

Saibling mit Tomatenvinaigrette 30

Leckerer Krabbensalat 32

Hähnchen-Orzo-Salat 35

Heilbutt-Pfirsich-Salat 38

Rote-Bete-Blauschimmelkäse-Salat 40

Italienischer grüner Salat 43

Preiselbeer-Brokkoli-Salat 45

Leckerer Marconi-Salat 47

Kartoffel-Speck-Salat 49

Roquefort-Salat Salat 51

Thunfischsalat 54

Antipasti-Nudelsalat 56

Hühnersalat mit Sesampaste 59

Traditioneller Kartoffelsalat 61

Tabouleh 63

Gefrorener Salat 65

Erdbeer-Feta-Salat 67

Erfrischender Gurkensalat 69

bunter Salat 71

Kichererbsensalat 73

Würziger Avocado-Gurken-Salat 75

Salat aus Basilikum, Feta und Tomaten 77

Nudel- und Spinatsalat 79

Orzo-Basilikum und sonnengetrocknete Tomaten 81

Cremiger Hühnersalat 83

Erfrischende grüne Gramm- und Joghurt-Herausforderung 85

Avocado-Rucola-Salat mit zerbröckeltem Feta-Käse 87

Gekeimter grüner Gramm-Salat 89

Gesunder Kichererbsensalat 91

Speck-Erbsen-Salat mit Ranch-Dressing 93

Knuspriger Spargelsalat 95

Leckerer Hühnersalat 97

Gesunder Gemüse- und Soba-Nudelsalat 100

Kopfsalat und Brunnenkresse-Salat mit Sardellen-Vinaigrette 103

Einfacher gelber Salat 106

Zitrus- und Basilikumsalat 108

Einfacher Brezelsalat 110

Kleopatras Hühnersalat 112

Thailändisch-vietnamesischer Salat 114

Weihnachts-Cobb-Salat 116

Grüner Kartoffelsalat 119

Verbrannter Feldsalat 122

Kohl- und Traubensalat 124

Zitrussalat 126

Obstsalat und Salat 128

Salat mit Apfel und Salat 130

Bohnen-Paprika-Salat 132

Karotten- und Dattelsalat 134

Cremiges Paprika-Salat-Dressing 135

Hawaiianischer Salat 137

Verbrannter Feldsalat 139

Kohl- und Traubensalat 141

Zitrussalat 143

Obstsalat und Salat 145

Hähnchen-Curry-Salat 147

Erdbeer-Spinat-Salat 149

Süßer Kohlsalat im Restaurant 151

Klassischer Makkaronisalat 153

Birnensalat mit Roquefortkäse 155

Barbies Thunfischsalat 157

Hühnersalat im Urlaub 159

Mexikanischer Bohnensalat 161

Bacon Ranch Nudelsalat 163

Kartoffelsalat mit roter Haut 165

Salat aus schwarzen Bohnen und Couscous 167

griechischer Salat mit Hühnerfleisch 169

Ausgefallener Hühnersalat 171

Fruchtiger Hühnchen-Curry-Salat 173

Fantastischer Hühnchen-Curry-Salat 175

Scharfer Karottensalat 177

Asiatischer Apfelsalat 179

Kürbis- und Orzo-Salat 181

Brunnenkressesalat mit Früchten 183

Caesar Salat 185

Mango-Huhn-Salat 187

Orangensalat mit Mozzarella 189

Drei-Bohnen-Salat 191

Miso-Tofu-Salat 193

Japanischer Rettichsalat 195

Südwest-Cobb 197

Caprese-Nudeln 199

Salat mit geräucherter Forelle 201

Bohnen-Ei-Salat 203

Ambrose-Salat 204

Viertelsalat 206

Spanischer Chilisalat 208

Mimosensalat 210

Klassisches Waldorf 212

Schwarzaugenbohnensalat 214

Gemüsesalat mit Schweizer Käse 216

Leckerer Karottensalat 218

Geflügelsalat mit Prosciutto

Zutaten

1,1-Unzen-Scheiben Sauerteigbrot, in 1/2-Zoll-Würfel geschnitten

Kochspray

1/4 TL. getrocknetes Basilikum

1 Prise Knoblauchpulver

1 ½ EL. Olivenöl extra vergine, geteilt

1 Unze sehr dünn geschnittener Prosciutto, gehackt

1 Esslöffel. frischer Zitronensaft

1/8 Teelöffel Salz

1,5-Unzen-Pakete Baby-Rucola

3/4 Unze Asiago-Käse, zerkleinert und geteilt, etwa 1/3 Tasse

3 Gramm gebratene, knochenlose, hautlose Hähnchenbrust

1/2 Tasse Traubentomaten, halbiert

Methode

Halten Sie den Ofen auf 425 Grad F vorgeheizt. Fetten Sie ein Backblech leicht mit Kochspray ein und legen Sie die Brotwürfel in einer einzigen Schicht darauf. Das Knoblauchpulver darüber streuen und das Basilikum dazugeben und gut vermischen. In den vorgeheizten Ofen schieben und 10 Minuten backen oder bis das Brot knusprig ist. Etwas Öl in eine große Pfanne geben und den Prosciutto knusprig braten. Aus der Pfanne nehmen und abtropfen lassen. Restliches Öl, Zitronensaft und Salz in einer Schüssel mischen. Rucola, die Hälfte des Käses und den Saft in eine große Schüssel geben, mischen und gut vermischen. Den Salat kurz vor dem Servieren mit Hähnchen, knusprigem Schinken, Tomaten, restlichem Käse und Croutons belegen, mischen und servieren.

Köstlicher Rucolasalat mit Garnelen

Zutaten

2 Tassen locker verpackter Baby-Rucola

1/2 Tasse rote Paprika, fein gehackt

1/4 Tasse Karotten, fein gehackt

1 1/2 TL. Olivenöl extra vergine, geteilt

1 C. fein gehackter frischer Rosmarin

1/4 TL. pulverisierter roter Pfeffer

1 Knoblauchzehe, in dünne Scheiben geschnitten

8 große Garnelen, geschält und entkernt

1 1/2 TL. Weißer Balsamico-Essig

Methode

Kombinieren Sie in einer großen Schüssel den Baby-Rucola, die rote Paprika und die Karotten. Etwa 1 Esslöffel in eine große Pfanne geben. Öl und erhitzen Sie es bei mittlerer Hitze. Paprika, Knoblauch und Rosmarin in die Pfanne geben und kochen, bis der Knoblauch weich ist. Die Garnelen hinzugeben und die Hitze erhöhen. Kochen, bis die Garnelen gar sind. Die Garnelen in eine Schüssel geben. Restliches Öl und Essig in die Pfanne geben und heiß werden lassen. Diese Mischung über die Rucola-Mischung gießen und schwenken, bis das Dressing das Gemüse bedeckt. Den Salat mit Garnelen garnieren und sofort servieren.

Genießen!

Garnelen-Cobb-Salat

Zutaten

2 Scheiben Speck in der Mitte durchschneiden

1/2 Pfund große Garnelen, geschält und entdarmt

1/4 TL. Paprika

1/8 TL schwarzer Pfeffer

Kochspray

1/8 Teelöffel feines Salz

1 1/4 TL. frischer Zitronensaft

3/4 TL. Natives Olivenöl extra

1/4 TL. ganzer Dijon-Senf

1/2 10-Unzen-Paket Römersalat

1 Tasse Kirschtomaten, geviertelt

1/2 Tasse geriebene Karotten

1/2 Tasse gefrorener Vollkornmais, aufgetaut

1/2 reife Avocado, geschält, in 4 Scheiben geschnitten

Methode

Bacon in einer Pfanne anbraten, bis er knusprig ist. Längs schneiden. Pfanne reinigen und mit Kochspray einsprühen. Den Topf wieder auf den Herd stellen und auf mittlere Hitze erhitzen. Garnelen mit Pfeffer und Paprika mischen. Die Garnelen in den Topf geben und fertig garen. Etwas salzen und gut vermischen. In einer kleinen Schüssel Zitronensaft, Öl, Salz und Senf in einer Schüssel vermischen. Salat, Garnelen, Tomaten, Karotten, Mais, Avocado und Bacon in einer Schüssel mischen und mit Dressing beträufeln. Gut mischen und sofort servieren.

Genießen!

Melonen- und Prosciutto-Salat

Zutaten

1 1/2 Tassen Honigmelone, in 1/2 Zoll große Würfel geschnitten

1 1/2 Tassen Cantaloupe-Melone, gewürfelt 1/2 Zoll

1 Esslöffel. fein gehackte frische Minze

1/2 TL. frischer Zitronensaft

1/8 TL frisch gemahlener schwarzer Pfeffer

1 Unze dünn geschnittener Prosciutto, in dünne Streifen geschnitten

1/4 Tasse 2 Unzen geriebener frischer Parmigiano-Reggiano-Käse

Gebrochener schwarzer Pfeffer, optional

Zweige Minze, optional

Methode

Kombinieren Sie alle Zutaten in einer großen Rührschüssel und mischen Sie gut, bis alles gut bedeckt ist. Mit ein paar Pfeffer- und Minzzweigen garniert servieren. Sofort servieren.

Genießen!

Salat aus Mais und weißen Bohnen

Zutaten

1 Eskariol, längs geviertelt und abgespült

Kochspray

1 Unze Pancetta, gehackt

1/2 mittelgroße Zucchini, geviertelt und in Julienne geschnitten

1/2 Knoblauchzehe, fein gehackt

1/2 Tasse frische Maiskörner

1/4 Tasse gehackte frische glatte Petersilie

1/2 15-Unzen-Dose weiße Kidneybohnen, gespült und abgetropft

1 Esslöffel. Rotweinessig

1/2 TL. Natives Olivenöl extra

1/4 TL. schwarzer Pfeffer

Methode

Eskariole in einer großen Bratpfanne bei mittlerer Hitze 3 Minuten braten oder bis sie an den Rändern zusammenzufallen beginnt. Wischen Sie die Pfanne aus und bestreichen Sie sie mit etwas Kochspray. Erhitzen Sie es bei mittlerer Hitze und fügen Sie den Pancetta, die Zucchini und den Knoblauch hinzu und braten Sie, bis sie weich sind. Fügen Sie den Mais hinzu und kochen Sie für eine weitere Minute. Kombinieren Sie die Maismischung und Eskariol in einer großen Schüssel. Petersilie und Essig zugeben und gut vermischen. Die restlichen Zutaten hinzufügen und gut vermischen. Aufschlag.

Genießen!

Thailändischer Garnelensalat

Zutaten

2 Gramm ungekochte Linguine

6 Unzen geschälte und entdarmte mittlere Garnelen

1/4 Tasse frischer Limettensaft

1/2 EL. Zucker

1/2 EL. Sriracha, scharfe Chilisauce, wie Huy Fong

1/2 TL. Fischsoße

2 Tassen zerkleinerter Römersalat

3/4 Tasse rote Zwiebel, vertikal geschnitten

1/8 Tasse Karotten, fein gehackt

1/4 Tasse gehackte frische Minzblätter

1/8 Tasse gehackter frischer Koriander

3 EL. gehackte, trocken geröstete Cashewnüsse, ungesalzen

Methode

Bereiten Sie die Nudeln gemäß den Anweisungen auf der Verpackung zu. Wenn die Nudeln fast gar sind, die Garnelen hinzufügen und 3 Minuten kochen lassen. Abgießen und in ein Sieb geben. Lassen Sie kaltes Wasser darüber laufen. Zitronensaft, Zucker, Sriracha und Fischsauce in einer Schüssel mischen. Mischen, bis sich der Zucker aufgelöst hat. Alle Zutaten außer Cashewnüsse dazugeben. Gut mischen. Mit Cashewnüssen garnieren und sofort servieren.

Genießen!

Leckerer Salat mit würzigem Ananas-Dressing

Zutaten

1/2 Pfund hautlose, knochenlose Hühnerbrust

1/2 TL. Chilipulver

1/4 TL. Salz

Kochspray

3/4 Tasse, 1 Zoll gewürfelte frische Ananas, etwa 8 Unzen, geteilt

1 Esslöffel. gehackter frischer Koriander

1 Esslöffel. frischer Orangensaft

2 Esslöffel. Apfelessig

1/4 TL. fein gehackter Habanero-Pfeffer

1/2 große Knoblauchzehe

1/8 Tasse natives Olivenöl extra

1/2 Tasse Jicama, geschält und im Juli in Scheiben geschnitten

1/3 Tasse dünn geschnittene rote Paprika

1/4 Tasse fein gehackte rote Zwiebel

1/2 5-Unzen-Paket frischer Babyspinat, etwa 4 Tassen

Methode

Das Hähnchen auf eine gleichmäßige Dicke klopfen und mit Salz und Chilipulver bestreuen. Sprühen Sie etwas Kochspray auf das Hähnchen und legen Sie es auf einen vorgeheizten Grill und garen Sie es, bis das Hähnchen gar ist. Zur Seite stellen. Die Hälfte der Ananas, Orangensaft, Koriander, Habanero, Knoblauch und Essig in einen Mixer geben und glatt pürieren. Fügen Sie langsam das Olivenöl hinzu und mischen Sie weiter, bis es kombiniert und eingedickt ist. Die restlichen Zutaten in einer großen Schüssel vermischen. Fügen Sie das Huhn hinzu und mischen Sie es gut. Gießen Sie das Dressing hinzu und rühren Sie um, bis alle Zutaten gut mit dem Dressing überzogen sind. Sofort servieren.

Genießen!

Gegrilltes Hühnchen und Rucola-Salat

Zutaten

8 Hähnchenbrusthälften ohne Haut, ohne Knochen, 6 Gramm

1/2 TL. Salz

1/2 TL. schwarzer Pfeffer

Kochspray

10 Tassen Rucola

2 Tassen mehrfarbige Kirschtomaten, halbiert

1/2 Tasse fein gehackte rote Zwiebel

1/2 Tasse Olivenöl-Essig-Dressing, geteilt

20 entkernte Kalamata-Oliven, gehackt

1 Tasse zerbröselter Ziegenkäse

Methode

Hähnchenbrust mit Salz und Pfeffer würzen. Eine Grillpfanne mit Kochspray einsprühen und bei mittlerer Hitze erhitzen. Legen Sie das Hähnchen in die Pfanne und garen Sie es, bis es fertig ist. Zur Seite stellen. Kombinieren Sie Tomaten, Rucola, Zwiebel, Oliven und 6 EL in einer Schüssel. Bandage. Das restliche Dressing über das Hähnchen streichen und in Scheiben schneiden.

Kombinieren Sie die Hähnchen-Tomaten-Rucola-Mischung und mischen Sie gut. Sofort servieren.

Genießen!

Muschel-Nudelsalat mit Buttermilch-Schnittlauch-Dressing

Zutaten

2 Tassen ungekochte Schalentiernudeln

2 Tassen gefrorene grüne Erbsen

1/2 Tasse Bio-Rapsmayonnaise

1/2 Tasse fettfreie Buttermilch

2 Esslöffel. gehackter frischer Schnittlauch

2 Esslöffel. gehackter frischer Thymian

1 C. Salz

1 C. frisch gemahlener schwarzer Pfeffer

4 Knoblauchzehen, fein gehackt

4 Tassen leicht verpackter Baby-Rucola

2 Esslöffel. Olivenöl

4 Unzen fein gehackter Prosciutto, etwa 1/2 Tasse

Methode

Bereiten Sie die Nudeln gemäß den Anweisungen des Herstellers zu. Wenn die Nudeln fast fertig sind, die Erbsen hinzufügen und 2 Minuten kochen lassen. Abgießen und in kaltem Wasser einweichen. Wieder leer.

Mayonnaise, Buttermilch, Schnittlauch, Thymian, Salz, Pfeffer und Knoblauch in einer Schüssel mischen und gut vermischen. Nudeln, Erbsen und Rucola dazugeben und gut vermischen. Den Prosciutto in einer Pfanne bei mittlerer Hitze knusprig braten. Über den Salat streuen und servieren.

Genießen!

Saibling mit Tomatenvinaigrette

Zutaten

8 6-Unzen-Seesaiblingsfilets

1 1/2 TL. feines Salz

1 C. schwarzer Pfeffer, geteilt

Kochspray

8 c Balsamico-Essig

4 EL. Natives Olivenöl extra

4 EL. gehackte Schalotten

2 Pints Traubentomaten, halbiert

10 Tassen locker verpackter Rucola

4 EL. Pinienkerne, geröstet

Methode

Die Saiblingsfilets mit etwas Salz und Pfeffer würzen. Braten Sie sie in einer Pfanne etwa 4 Minuten auf beiden Seiten an. Die Filets aus der Pfanne nehmen und mit einem Papiertuch abdecken. Reinigen Sie den Safttopf. Gießen Sie den Essig in eine kleine Schüssel. Das Öl nach und nach zugeben und schlagen, bis es eindickt. Die Schalotte dazugeben und gut vermischen. Die Tomaten, Salz und Pfeffer in die Pfanne geben und bei starker Hitze erhitzen und kochen, bis die Tomaten weich sind. Das Dressing hinzugeben und gut vermischen. Kurz vor dem Servieren ein Rucolabett auf den Teller legen, den Saibling dazugeben und die Tomatenmischung über jedes Filet gießen. Mit einigen Nüssen garnieren und sofort servieren.

Genießen!

Leckerer Krabbensalat

Zutaten

2 Esslöffel. abgeriebene Zitronenschale

10 EL. frischer Zitronensaft, geteilt

2 Esslöffel. Natives Olivenöl extra

2 Esslöffel. Mein Schatz

1 C. Dijon-Senf

1/2 TL. Salz

1/4 TL. frisch gemahlener schwarzer Pfeffer

2 Tassen frische Maiskörner, etwa 2 Maiskolben

1/2 Tasse gehackte Basilikumblätter

1/2 Tasse gehackter roter Pfeffer

4 EL. fein gehackte rote Zwiebel

2-Pfund-Stücke Krabbenfleisch, Stücke der Schale entfernt

16 in Scheiben geschnittene, 1/4 Zoll dicke, reife Fleischtomaten

4 Tassen Kirschtomaten, halbiert

Methode

Kombinieren Sie in einer großen Schüssel die Kruste, 6 EL. Zitronensaft, Olivenöl, Honig, Senf, Salz und Pfeffer. Entfernen Sie etwa 3 EL. dieser Mischung und beiseite stellen. Fügen Sie die restlichen 6 EL hinzu.

Zitronensaft, Mais, Basilikum, rote Paprika, rote Zwiebel und Krabbenfleisch zur restlichen Saftmischung geben und gut vermischen. Tomaten und Kirschtomaten zugeben und gut vermischen. Kurz vor dem Servieren den reservierten Saft darüber gießen und sofort servieren.

Genießen!

Hähnchen-Orzo-Salat

Zutaten

1 Tasse ungekochter Orzo

1/2 TL. abgeriebene Zitronenschale

6 EL. frischer Zitronensaft

2 Esslöffel. Natives Olivenöl extra

1 C. koscheres Salz

1 C. gehackter Knoblauch

1/2 TL. Mein Schatz

1/4 TL. frisch gemahlener schwarzer Pfeffer

2 Tassen geröstete, knochenlose, hautlose Hähnchenbrust

1 Tasse gewürfelte englische Gurke

1 Tasse rote Paprika

2/3 Tasse dünn geschnittene Frühlingszwiebeln

2 Esslöffel. gehackter frischer Dill

1 Tasse zerbröselter Ziegenkäse

Methode

Bereiten Sie den Orzo gemäß den Anweisungen des Herstellers vor. Abgießen und in kaltem Wasser einweichen und nochmals abtropfen lassen und in eine große Schüssel geben. Kombinieren Sie Zitronenschale, Zitronensaft, Öl, Koscher, Knoblauch, Honig und Pfeffer in einer Schüssel. Zusammen verquirlen, bis es kombiniert ist. Diese Mischung über die vorbereiteten Nudeln gießen und gut vermischen. Huhn, Gurke, rote Paprika, Frühlingszwiebel und Dill einrühren. Gut mischen. Mit Käse bestreuen und sofort servieren.

Genießen!

Heilbutt-Pfirsich-Salat

Zutaten

6 EL. Olivenöl extra vergine, geteilt

8 Heilbuttfilets, 6 oz

1 C. koscheres Salz, geteilt

1 C. frisch gemahlener schwarzer Pfeffer, geteilt

4 EL. gehackte frische Minze

4 EL. frischer Zitronensaft

2 Esslöffel. Ahornsirup

12 Tassen Babyspinat

4 mittelgroße Pfirsiche, halbiert und in Scheiben geschnitten

1 englische Gurke, längs halbiert und in Scheiben geschnitten

1/2 Tasse geröstete Mandelsplitter

Methode

Die Heilbuttfilets mit etwas Salz und Pfeffer bestreuen. Legen Sie den Fisch in eine erhitzte Pfanne und braten Sie ihn auf beiden Seiten 6 Minuten lang oder bis der Fisch beim Anschneiden mit einer Gabel leicht abblättert. In einer großen Schüssel Salz, Pfeffer, Öl, Zitronensaft, Minze und Ahornsirup mischen und verquirlen, bis alles gut vermischt ist. Babyspinat, Pfirsiche und Gurke dazugeben und gut vermischen. Wenn Sie servierbereit sind, servieren Sie das Filet auf einem Salatbett und garnieren Sie es mit einigen Mandeln.

Genießen!

Rote-Bete-Blauschimmelkäse-Salat

Zutaten

2 Tassen zerrissene frische Minzblätter

2/3 Tasse rote Zwiebel in dünne Scheiben schneiden

2 Packungen, 6 Unzen Baby-Grünkohl

1/2 Tasse 2 % fettreduzierter griechischer Naturjoghurt

4 EL. fettfreie Buttermilch

4 EL. Weißweinessig

3 EL. Natives Olivenöl extra

1/2 TL. koscheres Salz

1/2 TL. frisch gemahlener schwarzer Pfeffer

8 große hart gekochte Eier, längs geviertelt

2,8-Unzen-Paket Geschälte und gedämpfte Rüben, geviertelt

1 Tasse grob gehackte Walnüsse

4 Gramm Blauschimmelkäse, zerbröselt

Methode

In einer großen Schüssel Zwiebel, Grünkohl, Ei, Rote Beete und Minze mischen. Kombinieren Sie in einer anderen Schüssel griechischen Joghurt, Buttermilch, Essig, Öl, Salz und Pfeffer. Rühren, bis alle Zutaten gut eingearbeitet sind. Kurz vor dem Servieren das Dressing über den Salat gießen und mit Nüssen und Käse bestreut servieren.

Italienischer grüner Salat

Zutaten

4 Tassen Römersalat – zerkleinert, gewaschen und getrocknet

2 Tassen geriebene Eskariol

2 Tassen geriebener Radicchio

2 Tassen zerkleinerter roter Blattsalat

1/2 Tasse gehackte Frühlingszwiebel

1 rote Paprika, in Scheiben geschnitten

1 grüne Paprika, in Ringe geschnitten

24 Kirschtomaten

1/2 Tasse Traubenkernöl

1/4 Tasse gehackter frischer Basilikum

1/2 Tasse Balsamico-Essig

1/4 Tasse Zitronensaft

Salz und Pfeffer nach Geschmack

Methode

Für den Salat: Römersalat, Eskariol, roter Blattsalat, Radicchio, grüne Zwiebel, Kirschtomaten, grüne Paprika und rote Paprika in einer Schüssel mischen.

Für die Vinaigrette: Basilikum, Balsamicoessig, Traubenkernöl, Zitronensaft in einer kleinen Schüssel mischen und gut verrühren. Mit Salz und Pfeffer würzen.

Kurz vor dem Servieren das Dressing über den Salat geben und gut vermischen. Sofort servieren.

Genießen!

Preiselbeer-Brokkoli-Salat

Zutaten

1/4 Tasse Balsamico-Essig

2 Esslöffel. dijon Senf

2 Esslöffel. Ahornsirup

2 Knoblauchzehen, fein gehackt

1 C. Geriebene Zitronenschale

Salz und Pfeffer nach Geschmack

1 Tasse Rapsöl

2 Packungen 16 Unzen Brokkoli-Krautsalat-Mischung

1 Tasse getrocknete Preiselbeeren

1/2 Tasse gehackte Frühlingszwiebel

1/2 Tasse gehackte Pekannüsse

Methode

Gießen Sie den Essig in eine mittelgroße Schüssel. Dijon-Senf, Knoblauch, Zitronenschale und Ahornsirup dazugeben. Gut verquirlen und nach und nach das Öl hinzugeben und verquirlen, bis alles vermischt ist. In einer großen Rührschüssel Brokkolisalat, Frühlingszwiebeln, getrocknete Preiselbeeren und Zwiebeln hinzufügen. Das Dressing über den Salat geben und gut vermischen. In den Kühlschrank stellen und eine halbe Stunde ruhen lassen. Mit Pekannüssen garnieren und sofort servieren.

Genießen!

Leckerer Marconi-Salat

Zutaten

2 Tassen ungekochte Ellbogen-Makkaroni

1/2 Tasse Mayonnaise

2 Esslöffel. destillierter weißer Essig

1/3 Tasse weißer Zucker

1 Esslöffel. und 3/4 TL. zubereiteter gelber Senf

3/4 TL. Salz

1/4 TL. gemahlener schwarzer Pfeffer

1/2 große Zwiebel, gehackt

1 Stange Sellerie, gehackt

1/2 grüne Paprika, entkernt und gehackt

2 Esslöffel. geriebene Karotte, optional

1 Esslöffel. gehackter scharfer Paprika, optional

Methode

Bereiten Sie die Makkaroni gemäß den Anweisungen des Herstellers zu.

Abgießen, in kaltes Wasser tauchen und erneut abtropfen lassen.

Mayonnaise, Zucker, Senf, Essig, Pfeffer und Salz in einer großen Schüssel mischen. Grünen Pfeffer, Sellerie, Paprika, Karotte und Makkaroni dazugeben und gut vermischen. Vor dem Servieren über Nacht kalt stellen.

Genießen!

Kartoffel-Speck-Salat

Zutaten

1 Pfund saubere, gewaschene rote Frühkartoffeln

3 Eier

1/2 Pfund Speck

1/2 Zwiebel, fein gehackt

1/2 Sellerie, fein gehackt

1 Tasse Mayonnaise

Salz und Pfeffer nach Geschmack

Methode

Kartoffeln in kochendem Wasser kochen, bis sie weich sind. Abgießen und im Kühlschrank abkühlen. Hart gekochte Eier in kochendem Wasser kochen, in kaltem Wasser einweichen, schälen und hacken. Bacon in einer Pfanne anbraten. Abgießen und in kleinere Stücke zerbröseln. Kalte Kartoffeln in mundgerechte Stücke schneiden. Kombinieren Sie alle Zutaten in einer großen Schüssel. Frisch servieren.

Genießen!

Roquefort-Salat Salat

Zutaten

2 Salatköpfe, in mundgerechte Stücke gerissen

6 Birnen - geschält, entkernt und gehackt

10 Gramm Roquefort-Käse, zerbröckelt

2 Avocados – geschält, entkernt und gewürfelt

1 Tasse dünn geschnittene Frühlingszwiebeln

1/2 Tasse weißer Zucker

1 Tasse Pekannüsse

2/3 Tasse Olivenöl

1/4 Tasse und 2 EL. Rotweinessig

1 Esslöffel. weißer Zucker

1 Esslöffel. zubereiteter Senf

2 Knoblauchzehen, fein gehackt

1 C. Salz

Frisch gemahlener schwarzer Pfeffer nach Geschmack

Methode

In einer Pfanne 1/2 Tasse Zucker mit Pekannüssen hinzufügen. Bei mittlerer Hitze kochen, bis der Zucker schmilzt und die Pekannüsse karamellisieren. Gießen Sie die Mischung langsam auf Wachspapier und kühlen Sie sie ab. In Stücke brechen und beiseite stellen. Gießen Sie Olivenöl, Rotweinessig, 1 EL. Zucker, Senf, Knoblauch, Pfeffer und Salz in eine Küchenmaschine geben und solange laufen lassen, bis alle Zutaten vermischt sind. Alle restlichen Zutaten in eine große Salatschüssel geben und mit der Vinaigrette aufgießen. Zum Überziehen gut mischen. Mit karamellisierten Pekannüssen garnieren und servieren.

Genießen!

Thunfischsalat

Zutaten

2 Dosen 7 Unzen Weißer Thun, abgetropft und zerkrümelt

3/4 Tasse Mayonnaise oder Dressing

2 Esslöffel. Parmesan Käse

1/4 Tasse und 2 EL. süßer Gurkengenuss

1/4 TL. getrocknete geschnittene Zwiebelflocken

1/2 TL. Curry Pulver

2 Esslöffel. getrocknete Petersilie

2 Esslöffel. getrockneter Dill

2 Prisen Knoblauchpulver

Methode

In einer mittelgroßen Schüssel weißen Thunfisch, Mayonnaise, Parmesankäse, süße Gurken und Schnittlauch hinzufügen. Gut mischen.

Currypulver, Petersilie, Dill und Knoblauchpulver darüberstreuen und gut vermischen. Sofort servieren.

Genießen!

Antipasti-Nudelsalat

Zutaten

2 Pfund Muschelnudeln

1/2 Pfund Genuasalami, gehackt

1/2 Pfund Peperoniwurst, gehackt

1 Pfund Asiago-Käse, gewürfelt

2 Dosen 6 oz schwarze Oliven, abgetropft und gehackt

2 rote Paprika, gewürfelt

2 grüne Paprika, gehackt

6 Tomaten, gehackt

2 Pakete 0,7 Unzen trockener italienischer Dressing-Mix

1-1/2 Tassen natives Olivenöl extra

1/2 Tasse Balsamico-Essig

1/4 Tasse getrockneter Oregano

2 Esslöffel. getrocknete Petersilie

2 Esslöffel. Geriebener Parmesan

Salz und gemahlener schwarzer Pfeffer nach Geschmack

Methode

Die Nudeln nach Herstellerangaben kochen. Abgießen und in kaltem Wasser einweichen. Wieder leer. Nudeln, Peperoni, Salami, schwarze Oliven, Asiago-Käse, Tomaten, rote Paprika und grüne Paprika in eine große Schüssel geben. Gut mischen. Dressing-Mischung darüberstreuen und gut vermischen. Mit Frischhaltefolie abdecken und kalt stellen.

Für die Vinaigrette: Olivenöl, Oregano, Balsamicoessig, Parmesan, Petersilie, Pfeffer und Salz in eine Schüssel geben. Gut schlagen, bis alles vermischt ist.

Kurz vor dem Servieren das Dressing über den Salat gießen und schwenken.

Sofort servieren.

Genießen!

Hühnersalat mit Sesampaste

Zutaten

1/2 Tasse Sesam

2 Packungen 16 Unzen Loop-Pasta

1 Tasse Pflanzenöl

2/3 Tasse leichte Sojasauce

2/3 Tasse Reisessig

2 Esslöffel. Sesamöl

1/4 Tasse und 2 EL. weißer Zucker

1 C. gemahlener Ingwer

1/2 TL. gemahlener schwarzer Pfeffer

6 Tassen gekochte und zerkleinerte Hähnchenbrust

2/3 Tasse gehackter frischer Koriander

2/3 Tasse gehackte Frühlingszwiebel

Methode

Die Sesamsamen in einer Pfanne bei mittlerer Hitze leicht anrösten, bis das Aroma die Küche erfüllt. Zur Seite stellen. Die Nudeln nach Herstellerangaben kochen. Abgießen, in kaltes Wasser tauchen, abtropfen lassen und in eine Schüssel geben. Mischen Sie Pflanzenöl, Reisessig, Sojasauce, Zucker, Sesamöl, Ingwer, Pfeffer und Sesamsamen, bis alle Zutaten eingearbeitet sind. Gießen Sie das vorbereitete Dressing über die Nudeln und mischen Sie gut, bis das Dressing die Nudeln bedeckt. Fügen Sie Frühlingszwiebeln, Koriander und Hühnchen hinzu und mischen Sie alles gut. Sofort servieren.

Genießen!

Traditioneller Kartoffelsalat

Zutaten

10 Kartoffeln

6 Eier

2 Tassen gehackter Sellerie

1 Tasse gehackte Zwiebel

1 Tasse süßes Gurkenrelish

1/2 TL. Knoblauchsalz

1/2 TL. Sellerie Salz

2 Esslöffel. zubereiteter Senf

Gemahlener schwarzer Pfeffer nach Geschmack

1/2 Tasse Mayonnaise

Methode

Die Kartoffeln in einem Topf mit kochendem Salzwasser kochen, bis sie weich, aber nicht matschig sind. Das Wasser abgießen und die Kartoffeln schälen. In mundgerechte Stücke schneiden. Hart gekochte Eier kochen, schälen und hacken. Alle Zutaten in einer großen Schüssel sorgfältig miteinander vermischen. Sei nicht zu grob, sonst zerschmetterst du am Ende die Kartoffeln und Eier. Frisch servieren.

Genießen!

Tabouleh

Zutaten

4 Tassen Wasser

2 Tassen Quinoa

2 Prisen Salz

1/2 Tasse Olivenöl

1 C. Meersalz

1/2 Tasse Zitronensaft

6 Tomaten, gewürfelt

2 Gurken, gewürfelt

4 Bund Frühlingszwiebeln, gewürfelt

4 Karotten, gerieben

2 Tassen frische Petersilie, gehackt

Methode

Wasser in einem Topf aufkochen. Eine Prise Salz und den Quinoa dazugeben. Decken Sie den Topf mit einem Deckel ab und lassen Sie die Flüssigkeit etwa 15-20 Minuten köcheln. Nach dem Kochen vom Herd nehmen und mit einer Gabel umrühren, um schneller abzukühlen. Während die Quinoa abkühlt, die restlichen Zutaten in eine große Schüssel geben.

Gekühlten Quinoa zugeben und gut vermischen. Sofort servieren.

Genießen!

Gefrorener Salat

Zutaten

2 Becher Joghurt

2 Tassen frische Sahne

1 Tasse gekochte Makkaroni

2-3 Chilischoten, gehackt

3 EL. gehackter Koriander

3 EL. Zucker

Nach Geschmack salzen

Methode

Alle Zutaten in einer großen Rührschüssel vermischen und über Nacht kalt stellen. Frisch servieren.

Genießen!

Erdbeer-Feta-Salat

Zutaten

1/2 Tasse geschnittene Mandeln

1 Knoblauchzehe, fein gehackt

1/2 TL. Mein Schatz

1/2 TL. dijon Senf

2 Esslöffel. Himbeeressig

1 Esslöffel. Balsamico Essig

1 Esslöffel. brauner Zucker

1/2 Tasse Pflanzenöl

1/2 Kopf Römersalat, zerkleinert

1 Tasse frische Erdbeeren, in Scheiben geschnitten

1/2 Tasse zerbröckelter Feta-Käse

Methode

Die Mandeln in einer Pfanne bei mittlerer Hitze rösten. Zur Seite stellen.

Honig, Knoblauch, Senf, beide Essige, Pflanzenöl und braunen Zucker in

einer Schüssel mischen. Alle Zutaten mit den gerösteten Mandeln in einer

großen Salatschüssel mischen. Kurz vor dem Servieren mit Dressing

beträufeln, gut durchschwenken und sofort servieren.

Genießen!

Erfrischender Gurkensalat

Zutaten

2 große Gurken, in ½ Zoll große Stücke geschnitten

1 Tasse ganzer Joghurt

2 Esslöffel. fein gehackter Dill

Nach Geschmack salzen

Methode

Den Joghurt glatt rühren. Gurke, Dill und Salz hinzugeben und gut vermischen. Über Nacht kalt stellen und mit etwas Dill garniert servieren.

Genießen!

bunter Salat

Zutaten

2 Tassen Maiskörner, gekocht

1 grüne Paprika, gewürfelt

1 rote Paprika, gewürfelt

1 gelbe Paprika, gewürfelt

2 Tomaten, entkernt, gewürfelt

2 Kartoffeln, gekocht, gewürfelt

1 Tasse Zitronensaft

2 Esslöffel. trockenes Mangopulver

Nach Geschmack salzen

2 Esslöffel. Koriander, gehackt, zum Garnieren

Methode

Alle Zutaten außer Koriander in einer großen Rührschüssel mischen. Nach Belieben würzen. Über Nacht kühl stellen. Kurz vor dem Servieren mit Koriander garnieren.

Genießen!

Kichererbsensalat

Zutaten

1 Dose (15 Unzen) Kichererbsen, abgetropft

1 Gurke, längs halbiert und in Scheiben geschnitten

6 Kirschtomaten, halbiert

1/4 rote Zwiebel, gehackt

1 Knoblauchzehe, fein gehackt

1/2 15-Unzen-Dose schwarze Oliven, abgetropft und gehackt

1/2 Unze zerbröckelter Feta-Käse

1/4 Tasse italienisches Dressing

1/4 Zitrone, ausgepresst

1/4 TL. Knoblauchsalz

1/4 TL. gemahlener schwarzer Pfeffer

1 Esslöffel. Creme zum Füllen

Methode

Alle Zutaten in einer großen Schüssel vermischen und vor dem Servieren mindestens 3 Stunden kalt stellen.

Bohnen, Gurken, Tomaten, rote Zwiebel, Knoblauch, Oliven, Käse, Dressing, Zitronensaft, Knoblauchsalz und Pfeffer mischen. Mischen und 2 Stunden vor dem Servieren kalt stellen. Frisch servieren. Mit Sahne garniert servieren.

Genießen!

Würziger Avocado-Gurken-Salat

Zutaten

4 mittelgroße Gurken, gewürfelt

4 Avocados, gewürfelt

1/2 Tasse gehackter frischer Koriander

2 Knoblauchzehen, fein gehackt

1/4 Tasse geschnittene Frühlingszwiebel, optional

1/2 TL. Salz

schwarzer Pfeffer nach Geschmack

1/2 große Zitrone

2 Limetten

Methode

Alle Zutaten außer Limettensaft in einer großen Rührschüssel vermengen.

Kühlen Sie für mindestens eine Stunde. Den Limettensaft kurz vor dem

Servieren über den Salat gießen und sofort servieren.

Genießen!

Salat aus Basilikum, Feta und Tomaten

Zutaten

12 Roma, Eiertomaten, gewürfelt

2 kleine Gurken - geschält, längs geviertelt und gehackt

6 Frühlingszwiebeln, gehackt

1/2 Tasse frische Basilikumblätter, in dünne Streifen geschnitten

1/4 Tasse und 2 EL. Olivenöl

1/4 Tasse Balsamico-Essig

1/4 Tasse und 2 EL. zerbröselter Feta-Käse

Salz und frisch gemahlener schwarzer Pfeffer nach Geschmack

Methode

Mischen Sie alle Zutaten in einer großen Salatschüssel. Nach Geschmack würzen und sofort servieren.

Genießen!

Nudel- und Spinatsalat

Zutaten

1/2 Packung 12 Unzen Farfalle-Nudeln

5 Gramm Babyspinat, gespült und in Stücke gerissen

1 Unze zerbröckelter Feta-Käse mit Basilikum und Tomate

1/2 rote Zwiebel, gehackt

1/2 15-Unzen-Dose schwarze Oliven, abgetropft und gehackt

1/2 Tasse italienisches Dressing

2 Knoblauchzehen, fein gehackt

1/2 Zitrone, ausgepresst

1/4 TL. Knoblauchsalz

1/4 TL. gemahlener schwarzer Pfeffer

Methode

Bereiten Sie die Nudeln gemäß den Anweisungen des Herstellers zu.

Abgießen und in kaltem Wasser einweichen. Nochmals abtropfen lassen und in eine große Rührschüssel geben. Spinat, Käse, Oliven und rote Zwiebel hinzufügen. In einer anderen Schüssel Dressing, Zitronensaft, Knoblauch, Pfeffer und Knoblauchsalz vermischen. Schneebesen bis kombiniert. Über den Salat gießen und sofort servieren.

Genießen!

Orzo-Basilikum und sonnengetrocknete Tomaten

Zutaten

1 Tasse ungekochte Orzo-Nudeln

1/4 Tasse gehackte frische Basilikumblätter

2 Esslöffel. und 2 EL. in Öl eingelegte sonnengetrocknete Tomaten, gehackt

1 Esslöffel. Olivenöl

1/4 Tasse und 2 EL. Geriebener Parmesan

1/4 TL. Salz

1/4 TL. gemahlener schwarzer Pfeffer

Methode

Bereiten Sie die Nudeln gemäß den Anweisungen des Herstellers zu.

Abgießen und in kaltem Wasser einweichen. Wieder abtropfen lassen und

beiseite stellen. Sonnengetrocknete Tomaten und Basilikum in eine

Küchenmaschine geben und glatt pürieren. Alle Zutaten in eine große

Schüssel geben und gut vermischen. Nach Belieben würzen. Dieser Salat

kann bei Raumtemperatur oder gekühlt serviert werden.

Genießen!

Cremiger Hühnersalat

Zutaten

2 Tassen Mayonnaise

2 Esslöffel. Zucker oder mehr, je nach Süße der Mayonnaise

2 Esslöffel. Pfeffer

1 Hühnerbrust, ohne Knochen und ohne Haut

1 Prise Knoblauchpulver

1 Prise Zwiebelpulver

1 Esslöffel. gehackter Koriander

Salz, nach Geschmack

Methode

Braten Sie die Hähnchenbrust in der Pfanne, bis sie gar ist. Abkühlen und in mundgerechte Stücke schneiden. Alle Zutaten in eine große Schüssel geben und gut vermischen. Abschmecken und gekühlt servieren.

Genießen!

Erfrischende grüne Gramm- und Joghurt-Herausforderung

Zutaten

2 Tassen grünes Gramm

1 Tasse dicker Joghurt

1 C. Chilipulver

2 Esslöffel. Zucker

Salz, nach Geschmack

Methode

Kochen Sie einen Topf mit Wasser und fügen Sie eine Prise Salz und das grüne Gramm hinzu. Kochen, bis es fast gar ist, und abtropfen lassen. Unter kaltem Wasser abspülen und beiseite stellen. Den Joghurt glatt rühren. Chilipulver, Zucker und Salz dazugeben und gut vermischen. Den Joghurt einige Stunden im Kühlschrank kalt stellen. Kurz vor dem Servieren das grüne Gramm auf einen Servierteller geben und mit dem vorbereiteten Joghurt servieren. Sofort servieren.

Genießen!

Avocado-Rucola-Salat mit zerbröckeltem Feta-Käse

Zutaten

1 reife Avocado, gewaschen

Eine Handvoll Raketenklingen

1 rosa Grapefruit, Samen entfernt

3 EL. Balsamico Essig

4 EL. Olivenöl

1 C. Senf

½ Tasse Feta-Käse, zerbröselt

Methode

Den fleischigen Teil der Avocado entfernen und in eine Schüssel geben.

Balsamico-Essig und Olivenöl zugeben und glatt rühren. Die restlichen Zutaten außer dem Feta-Käse dazugeben und gut vermischen. Mit zerbröckeltem Feta-Käse bestreut servieren.

Genießen!

Gekeimter grüner Gramm-Salat

Zutaten

1 Tasse grüne Sprossen

1/4 Tasse entkernte und gewürfelte Gurke

1/4 Tasse entkernte und gehackte Tomate

2 Esslöffel. und 2 EL. gehackte Frühlingszwiebel

1 Esslöffel. gehackter frischer Koriander

1/4 Tasse dünn geschnittene Radieschen, optional

1-1/2 TL. Olivenöl

1 Esslöffel. Zitronensaft

1-1/2 TL. Weißweinessig

3/4 TL. getrockneter Oregano

1/4 TL. Knoblauchpulver

3/4 TL. Curry Pulver

1/4 TL. trockener Senf

1/2 Prise Salz und Pfeffer nach Geschmack

Methode

Alle Zutaten in eine große Schüssel geben und umrühren, bis alle Zutaten mit Öl überzogen sind. Einige Stunden vor dem Servieren in den Kühlschrank stellen.

Genießen!

Gesunder Kichererbsensalat

Zutaten

2-1/4 Pfund Kichererbsen, abgetropft

1/4 Tasse rote Zwiebel, gehackt

4 Knoblauchzehen, fein gehackt

2 Tomaten, gehackt

1 Tasse gehackte Petersilie

1/4 Tasse und 2 EL. Olivenöl

2 Esslöffel. Zitronensaft

Salz und Pfeffer nach Geschmack

Methode

Alle Zutaten in eine große Rührschüssel geben und gut vermischen. Über Nacht kühl stellen. Frisch servieren.

Genießen!

Speck-Erbsen-Salat mit Ranch-Dressing

Zutaten

8 Scheiben Speck

8 Tassen Wasser

2 16-Unzen-Pakete gefrorene grüne Erbsen

2/3 Tasse gehackte Zwiebel

1 Tasse Ranch-Dressing

1 Tasse geriebener Cheddar-Käse

Methode

Den Speck in einer großen Pfanne bei starker Hitze anbraten. Das Fett abgießen und den Speck zerkrümeln und beiseite stellen. In einem großen Topf das Wasser zum Kochen bringen und die Erbsen hinzugeben. Die Erbsen eine Minute kochen und abtropfen lassen. In kaltes Wasser tauchen und wieder abtropfen lassen. In einer großen Schüssel zerbröckelten Speck, gekochte Erbsen, Zwiebel, Cheddar und Ranch-Dressing mischen. Gut mischen und abkühlen. Frisch servieren.

Genießen!

Knuspriger Spargelsalat

Zutaten

1-1/2 TL. Reisessig

1/2 TL. Rotweinessig

1/2 TL. Sojasauce

1/2 TL. weißer Zucker

1/2 TL. dijon Senf

1 Esslöffel. Erdnussöl

1-1/2 TL. Sesamöl

3/4 Pfund frischer Spargel, getrimmt und in 2-Zoll-Stücke geschnitten

1-1/2 TL. Sesamsamen

Methode

Reisessig, Reisessig, Zucker, Sojasauce und Senf in eine kleine Schüssel geben. Gießen Sie die Öle langsam unter ständigem Rühren ein, um die Flüssigkeiten zusammen zu emulgieren. Einen Topf mit Wasser füllen und eine Prise Salz hinzufügen. Kochen. Fügen Sie den Spargel dem Wasser hinzu und kochen Sie ihn 5 Minuten lang oder bis er weich, aber nicht matschig ist. Abgießen und in kaltem Wasser einweichen. Nochmals abtropfen lassen und in eine große Schüssel geben. Das vorbereitete Dressing über den Spargel gießen und mischen, bis das Dressing den Spargel bedeckt. Mit etwas Sesam garnieren und sofort servieren.

Genießen!

Leckerer Hühnersalat

Zutaten

2 Esslöffel. fettfreie, natriumfreie Hühnerbrühe

1 Esslöffel. Reis Wein Essig

1/2 EL. Thailändische Fischsauce

1/2 EL. natriumarme Sojasauce

1/2 EL. zerhackter Knoblauch

1 C. Zucker

1/2 Pfund Hähnchenbrustfilets, ohne Haut, ohne Knochen, in mundgerechte Stücke geschnitten

1/2 EL. Erdnussöl

2 Tassen grüner Salat

2 Esslöffel. frischer Basilikum, gehackt

2 Esslöffel. rote Zwiebel, in dünne Scheiben geschnitten

1 Esslöffel. fein gehackte ungesalzene trocken geröstete Erdnüsse

Limettenschnitze, optional

Methode

Mischen Sie in einer mittelgroßen Schüssel Hühnerbrühe, Reisweinessig,

thailändische Fischsauce, natriumarme Sojasauce, Knoblauch und Zucker.

Legen Sie die Hähnchenteile in diese Marinade und bestreichen Sie das

Hähnchen mit der Mischung und lassen Sie es einige Minuten beiseite. Das

Öl in eine große Pfanne geben und bei mittlerer Hitze erhitzen. Die

Hähnchenteile aus der Marinade nehmen und in der erhitzten Pfanne ca. 4-

5 Minuten garen oder bis sie gar sind. Mit der Marinade aufgießen und bei

schwacher Hitze kochen, bis die Sauce eindickt. Vom Feuer entfernen.

Gemüse, Basilikum und Hähnchen in einer großen Schüssel mischen und gut schwenken, bis es bedeckt ist. Servieren Sie den Salat mit Zwiebeln und

Erdnüssen mit Zitronenschnitzen an der Seite.

Genießen!

Gesunder Gemüse- und Soba-Nudelsalat

Zutaten

2 8-Unzen-Pakete Soba-Nudeln

2 ½ Tassen gefrorene grüne Sojabohnen

1 ½ Tassen Karotten, fein gehackt

2/3 Tasse Frühlingszwiebel, in Scheiben geschnitten

4 EL. frischer Koriander, gehackt

3 EL. Serrano-Pfeffer, gehackt

2 Pfund Garnelen, geschält und entdarmt

1/2 TL. Salz

1/2 TL. schwarzer Pfeffer

Kochspray

2 Esslöffel. frischer Orangensaft

2 Esslöffel. frischer Limettensaft

1 Esslöffel. natriumarme Sojasauce

1 Esslöffel. schwarzes Sesamöl

1 Esslöffel. Olivenöl

Methode

Kochen Sie einen Topf mit Wasser und kochen Sie die Nudeln darin, bis sie fast gar sind. Kochen Sie die Sojabohnen in einer Pfanne für 1 Minute oder bis sie sehr heiß sind. Aus der Pfanne nehmen und abtropfen lassen. Die Nudeln mit Karotten, Zwiebeln, Koriander und Chili mischen. Eine große Bratpfanne mit etwas Kochspray einsprühen und bei mittlerer Hitze erhitzen. Garnelen mit Salz und Pfeffer würzen. Die Garnelen in die Pfanne geben und garen, bis sie gar sind. Garnelen zu der Nudelmischung geben. Den Orangensaft und die anderen Zutaten in eine kleine Schüssel geben und gut vermischen. Gießen Sie das Dressing über die Nudelmischung und

mischen Sie gut, bis sie überzogen sind.

Genießen!

Kopfsalat und Brunnenkresse-Salat mit Sardellen-Vinaigrette

Zutaten

Bandage:

1 Tasse fettfreier Joghurt

1/2 Tasse leichte Mayonnaise

4 EL. gehackte frische glatte Petersilie

6 EL. gehackte Frühlingszwiebel

2 Esslöffel. gehackter frischer Schnittlauch

6 EL. Weißweinessig

4 EL. Sardellenpaste

2 Esslöffel. gehackter frischer Estragon

1/2 TL. frisch gemahlener schwarzer Pfeffer

1/4 TL. Salz

2 Knoblauchzehen, fein gehackt

Salat:

16 Tassen zerkleinerter Römersalat

2 Tassen getrimmte Brunnenkresse

3 Tassen gehackte gekochte Hähnchenbrust

4 Tomaten, jede in 8 Keile geschnitten, etwa 1 Pfund

4 große hartgekochte Eier, jedes in 4 Keile geschnitten

1 Tasse gewürfelte geschälte Avocado

1/2 Tasse, 1 1/2 Unzen zerbröckelter Blauschimmelkäse

Methode

Alle für das Dressing benötigten Zutaten in eine Küchenmaschine geben und glatt pürieren. Abkühlen. Alle Salatzutaten in eine große Schüssel geben und gut vermischen. Das Dressing kurz vor dem Servieren darüber gießen.

Genießen!

Einfacher gelber Salat

Zutaten

1 Öre mit gelbem Mais

Ein Spritzer natives Olivenöl extra

1 frischer gelber Kürbis

3 frische gelbe Traubentomaten

3-4 frische Basilikumblätter

Eine Prise Salz nach Geschmack

Frisch gemahlener schwarzer Pfeffer zum Bestreuen

Methode

Zuerst die Maiskörner schneiden. Schneiden Sie den frischen gelben Kürbis und die frischen gelben Traubentomaten in Scheiben. Nehmen Sie nun eine Bratpfanne und gießen Sie einen Spritzer Olivenöl hinein und braten Sie den Mais und den Kürbis an, bis sie weich sind. Alle Zutaten in eine Schüssel geben und abschmecken. Mischen und servieren.

Genießen!

Zitrus- und Basilikumsalat

Zutaten

Natives Olivenöl extra

2 Orangen, Saft

1 frischer Zitronensaft

1 Zitronenschale

1 Esslöffel. Honig

Ein Spritzer Weißweinessig

Prise Salz

2-3 frische Basilikumblätter, gehackt

Methode

Nehmen Sie eine große Salatschüssel und fügen Sie natives Olivenöl extra, frischen Zitronen- und Orangensaft hinzu und mischen Sie alles gut. Dann Zitronenschale, Honig, Weißweinessig, frische Basilikumblätter dazugeben und mit Salz abschmecken. Zum Mischen gut mischen. Dann zum Abkühlen in den Kühlschrank stellen und servieren.

Genießen!

Einfacher Brezelsalat

Zutaten

1 Packung Brezeln

Salz zum drüber streuen

2/3 Tasse Erdnussöl

Knoblauch-Kräuter-Vinaigrette, Sie können jede beliebige Vinaigrette nach Geschmack verwenden

Methode

Nehmen Sie einen großen Beutel mit der Mischung. Geben Sie nun die Brezeln, das Erdnussöl, das Knoblauch-Kräuter-Dressing oder ein anderes Dressing hinzu. Nach Geschmack etwas salzen. Nun den Beutel gut schütteln, damit die Brezeln gleichmäßig benetzt werden. Sofort servieren.

Genießen!

Kleopatras Hühnersalat

Zutaten

1 ½ Hähnchenbrust

2 Esslöffel. Natives Olivenöl extra

1/4 TL. zerkleinerte rote Boost-Flocken

4 zerdrückte Knoblauchzehen

1/2 Tasse trockener Weißwein

1/2 Orange, entsaftet

Eine Handvoll geschnittene glatte Petersilie

Grobes Natrium und schwarzer Pfeffer

Methode

Erhitze ein großes Antihaftpaket auf dem Herd. Natives Olivenöl extra hinzufügen und erhitzen. Fügen Sie zerdrückten Boost, zerdrückte Knoblauchzehen und Hähnchenbrust hinzu. Braten Sie die Hähnchenbrust, bis sie auf allen Seiten gebräunt ist, etwa 5-6 Minuten. Die Flüssigkeit zum Kochen bringen und die Filets weitere 3-4 Minuten garen, dann die Pfanne vom Herd nehmen. Frisch gepressten Limettensaft über das Geflügel träufeln und mit kräftiger Petersilie und Salz abschmecken. Sofort servieren.

Genießen!

Thailändisch-vietnamesischer Salat

Zutaten

3 lateinische Salate, gehackt

2 Tassen frische Gemüsesetzlinge, jede Sorte

1 Tasse perfekt geschnittener Daikon oder rote Radieschen

2 Tassen Erbsen

8 Frühlingszwiebeln, schräg geschnitten

½ kernlose Gurke, längs halbiert

1 Pint gelbe oder rote Traubentomaten

1 rote Zwiebel, geviertelt und sehr perfekt geschnitten

1 Auswahl von hervorragenden Ergebnissen frisch, getrimmt

1 Auswahl frische Basilikumergebnisse, getrimmt

2 x 2-Unzen-Pakete mit geschnittenen Nussartikeln, gefunden im Backgang

8 Scheiben Mandel- oder Anis-Toast, in 2,5 cm große Stücke geschnitten

1/4 Tasse Tamari dunkle Sojasauce

2 Esslöffel. Pflanzenöl

4 bis 8 dünne Hähnchenkoteletts je nach Größe

Salz und frisch gemahlener schwarzer Pfeffer

1 Pfund Mahi Mahi

1 reife Limette

Methode

Alle Zutaten in einer großen Schüssel vermischen und gekühlt servieren.

Genießen!

Weihnachts-Cobb-Salat

Zutaten

Antihaft-Spray für die Zubereitung von Speisen

2 Esslöffel. Walnusssirup

2 Esslöffel. brauner Zucker

2 Esslöffel. Apfelwein

1 Pfund Schinkenmehl, fertig, große Würfel

½ Pfund Bogenkerne, gekocht

3 EL. schöne Gurkenscheiben

Bibb-Salat

½ Tasse geschnittene rote Zwiebel

1 Tasse fein gehackter Gouda-Käse

3 EL. geschnittene frische Petersilienblätter

Vinaigrette, die Formel folgt

Marinierte Bio-Bohnen:

1 Pfund Erbsen, geschrumpft, in Drittel geschnitten

1 C. geschnittener Knoblauch

1 C. rote Flocken

2 Esslöffel. Natives Olivenöl extra

1 C. weißer Essig

Prise Salz

Schwarzer Pfeffer

Methode

Backofen auf 350 Grad F vorheizen. Antihaft-Kochspray auf die Auflaufform auftragen. Kombinieren Sie den Walnusssirup, die braune Glukose und den Apfelwein in einer mittelgroßen Schüssel. Den Schinken dazugeben und gut vermischen. Die Schinkenmischung auf die Auflaufform geben und backen, bis sie durchgeheizt ist und der Schinken gebräunt ist, etwa 20 bis 25 Minuten. Aus dem Ofen nehmen und beiseite stellen.

Müsli, Essiggurken und Petersilie mit dem Dressing in das Gericht geben und schwenken, um es zu bestreichen. Eine große Servierplatte mit Bibb-Salat anrichten und den Mais hinzufügen. Rote Zwiebel, Gouda, eingelegte Erbsen und fertigen Schinken in Reihen auf das Getreide legen. Aufschlag.

Genießen!

Grüner Kartoffelsalat

Zutaten

7 bis 8 Frühlingszwiebeln, geputzt, getrocknet und in Stücke geschnitten, grüne und weiße Teile

1 kleine Auswahl Schnittlauch, in Scheiben geschnitten

1 C. Koscheres Salz

Frisch gemahlener weißer Pfeffer

2 Esslöffel. das Wasser

8 EL. Natives Olivenöl extra

2 Körpergewicht Red Bliss Sellerie, gewaschen

3 Lorbeerblätter

6 EL. schwarzer Essig

2 Schalotten, geschält, längs geviertelt, in dünne Scheiben geschnitten

2 Esslöffel. cremiger Dijon-Senf

1 Esslöffel. geschnittene Kapern

1 C. Kapernflüssigkeit

1 kleiner Bund Estragon, gehackt

Methode

Schalotten und Schnittlauch in einem Mixer pürieren. Mit Salz abschmecken. Wasser hinzufügen und mischen. Gießen Sie 5 EL. Olivenöl extra vergine langsam durch die Oberseite des Mixers geben und glatt pürieren. Bringe den Sellerie in einem Topf mit Wasser zum Kochen und reduziere die Hitze auf ein Köcheln. Das Wasser leicht salzen und die Lorbeerblätter hinzugeben. Lassen Sie den Sellerie köcheln, bis er weich ist, wenn Sie ihn mit einer Blattspitze anstechen, ca. 20 Minuten.

Kombinieren Sie den schwarzen Essig, die Schalotten, den Senf, die Kapern und den Estragon in einer Schüssel, die groß genug ist, um den Sellerie aufzunehmen. Restliches natives Olivenöl extra einrühren. Den Sellerie abtropfen lassen und die Lorbeerblätter entfernen.

Den Sellerie in die Form geben und mit den Zinken einer Gabel vorsichtig zerdrücken. Vorsichtig mit Boost und Natrium würzen und gut mischen. Zum Schluss die Mischung aus Frühlingszwiebeln und nativem Olivenöl extra hinzufügen. Gut mischen. Bis zum Servieren bei 70 Grad warm halten.

Genießen!

Verbrannter Feldsalat

Zutaten

3 Maiskolben

1/2 Tasse geschnittene Zwiebel

1/2 Tasse geschnittener Paprika

1/2 Tasse geschnittene Tomaten

Salz, nach Geschmack

Für die Vinaigrette

2 Esslöffel. Olivenöl

2 Esslöffel. Zitronensaft

2 Esslöffel. Chilipulver

Methode

Maiskolben sollten bei mittlerer Hitze gebraten werden, bis sie leicht verkohlt sind. Nach dem Braten die Kerne mit einem Messer von den Kolben entfernen. Nehmen Sie nun eine Schüssel und mischen Sie die Körner, gehackten Zwiebeln, Paprika und Tomaten mit Salz und stellen Sie die Schüssel beiseite. Bereiten Sie nun das Dressing für den Salat zu, indem Sie Olivenöl, Zitronensaft und Chilipulver mischen und kalt stellen. Vor dem Servieren die Vinaigrette über den Salat gießen und servieren.

Genießen!

Kohl- und Traubensalat

Zutaten

2 Kohl, geraspelt

2 Tassen halbierte grüne Trauben

1/2 Tasse fein gehackter Koriander

2 grüne Chilischoten, gehackt

Olivenöl

2 Esslöffel. Zitronensaft

2 Esslöffel. Melis

Salz und Pfeffer nach Geschmack

Methode

Zur Zubereitung des Dressings Olivenöl, Zitronensaft mit Zucker, Salz und Pfeffer in eine Schüssel geben und gut vermischen, dann kühl stellen. Nun die restlichen Zutaten in eine andere Schüssel geben, gut vermischen und beiseite stellen. Vor dem Servieren des Salats das abgekühlte Dressing hinzugeben und vorsichtig schwenken.

Genießen!

Zitrussalat

Zutaten

1 Tasse Vollkornnudeln, gekocht

1/2 Tasse geschnittener Paprika

1/2 Tasse Karotten, blanchiert und gehackt

1 Frühlingszwiebel, fein gehackt

1/2 Tasse Orangen, gewürfelt

1/2 Tasse süße Limettenschnitze

1 Tasse Sojasprossen

1 Tasse Hüttenkäse, fettarm

2-3 EL. Minzblätter

1 C. Senfpulver

2 Esslöffel. Kristallzucker

Salz, nach Geschmack

Methode

Für die Vinaigrette Quark, Minzblätter, Senfpulver, Zucker und Salz in eine Schüssel geben und gut verrühren, bis sich der Zucker aufgelöst hat. Die restlichen Zutaten in einer anderen Schüssel vermischen und ruhen lassen. Vor dem Servieren das Dressing zum Salat geben und gekühlt servieren.

Genießen!

Obstsalat und Salat

Zutaten

2-3 Salatblätter, in Stücke gerissen

1 Papaya, gehackt

½ Tasse Trauben

2 Orangen

½ Tasse Erdbeeren

1 Wassermelone

2 Esslöffel. Zitronensaft

1 Esslöffel. Mein Schatz

1 C. Paprikaflocken

Methode

Zitronensaft, Honig und Chiliflocken in eine Schüssel geben, gut vermischen und beiseite stellen. Nun die restlichen Zutaten in eine andere Schüssel geben und gut vermischen. Vor dem Servieren das Dressing zum Salat geben und sofort servieren.

Genießen!

Salat mit Apfel und Salat

Zutaten

1/2 Tasse zerdrückte Moschusmelone

1 C. Kreuzkümmel, geröstet

1 C. Koriander

Salz und Pfeffer nach Geschmack

2-3 Salat, in Stücke gerissen

1 Kohl, geraspelt

1 Karotte, gerieben

1 Paprika, gewürfelt

2 Esslöffel. Zitronensaft

½ Tasse Trauben, gehackt

2 Äpfel, gehackt

2 Frühlingszwiebeln, gehackt

Methode

Sprossen, Salat, zerkleinerte Karotten und Paprika in einen Topf geben und mit kaltem Wasser bedecken und zum Kochen bringen und weich kochen, dies kann bis zu 30 Minuten dauern. Jetzt abtropfen lassen und in ein Tuch binden und abkühlen lassen. Nun die Äpfel mit Zitronensaft in eine Schüssel geben und abkühlen lassen. Nun die restlichen Zutaten in eine Schüssel geben und ordentlich vermischen. Den Salat sofort servieren.

Genießen!

Bohnen-Paprika-Salat

Zutaten

1 Tasse rote Kidneybohnen, gekocht

1 Tasse Kichererbsen, eingeweicht und gekocht

Olivenöl

2 Zwiebeln, gehackt

1 C. Koriander, gehackt

1 Paprika

2 Esslöffel. Zitronensaft

1 C. Chilipulver

Salz

Methode

Die Paprika sollte mit einer Gabel durchstochen, dann mit Öl bestrichen und dann bei schwacher Hitze gebraten werden. Nun die Paprika in kaltem Wasser einweichen, dann die verbrannte Haut entfernen und dann in Scheiben schneiden. Die restlichen Zutaten mit dem Paprika mischen und gut vermischen. Lassen Sie es vor dem Servieren eine Stunde oder länger abkühlen.

Genießen!!

Karotten- und Dattelsalat

Zutaten

1 ½ Tassen Karotten, gerieben

1 Salatkopf

2 Esslöffel. Mandeln, geröstet und gehackt

Honig-Zitronen-Vinaigrette

Methode

Die geraspelten Karotten in einen Topf mit kaltem Wasser geben und etwa 10 Minuten einweichen, dann abtropfen lassen. Jetzt muss das Gleiche mit dem Salatkopf wiederholt werden. Nun die Karotten und den Salat mit weiteren Zutaten in eine Schüssel geben und vor dem Servieren abkühlen lassen. Salat anrichten, mit gerösteten und gehackten Mandeln bestreuen.

Genießen!!

Cremiges Paprika-Salat-Dressing

Zutaten

2 Tassen Mayonnaise

1/2 Tasse Milch

Das Wasser

2 Esslöffel. Apfelessig

2 Esslöffel. Zitronensaft

2 Esslöffel. Parmesan Käse

Salz

Ein Schuss scharfe Paprikasauce

Ein Spritzer Worcestershire-Sauce

Methode

Nehmen Sie eine große Schüssel, sammeln Sie alle Zutaten darin und mischen Sie sie gut, damit keine Klümpchen entstehen. Wenn die Mischung die gewünschte cremige Textur erreicht hat, gießen Sie sie in Ihren frischen Obst- und Gemüsesalat, und der Salat mit Dressing ist servierfertig. Dieses cremige und würzige Paprika-Dressing passt nicht nur gut zu Salaten, sondern kann auch zu Hühnchen, Burgern und Sandwiches serviert werden.

Genießen!

Hawaiianischer Salat

Zutaten

Für die Orangen-Vinaigrette

Ein Esslöffel. Mahlzeit mit Getreide

Ungefähr eine Tasse Orangenkürbis

1/2 Tasse Orangensaft

Zimt Pulver

Für den Salat

5-6 Salatblätter

1 Ananas, gewürfelt

2 Bananen, in Stücke geschnitten

1 Gurke, gewürfelt

2 Tomaten

2 Orangen, gewürfelt

4 schwarze Datteln

Salz, nach Geschmack

Methode

Um das Dressing zuzubereiten, nehmen Sie eine Schüssel und mischen Sie die Maisstärke mit dem Orangensaft, geben Sie dann den Orangenkürbis in die Schüssel und kochen Sie, bis die Textur des Dressings dicker wird. Zimtpulver und Chilipulver sollten dann in die Schüssel gegeben werden und dann für ein paar Stunden in den Kühlschrank gestellt werden. Dann den Salat zubereiten, die Salatblätter in eine Schüssel geben und ca. 15 Minuten mit Wasser bedecken. Nun die geschnittenen Tomaten mit den Ananasstückchen, Apfel-, Bananen-, Gurken- und Orangenschnitzen mit Salz nach Geschmack in eine Schüssel geben und gut vermischen. Geben Sie es nun zu den Salatblättern und gießen Sie das abgekühlte Dressing vor dem Servieren über den Salat.

Genießen!!

Verbrannter Feldsalat

Zutaten

Eine Packung Maiskolben

1/2 Tasse geschnittene Zwiebel

1/2 Tasse geschnittener Paprika

1/2 Tasse geschnittene Tomaten

Salz, nach Geschmack

Für die Vinaigrette

Olivenöl

Zitronensaft

Chilipulver

Methode

Maiskolben sollten bei mittlerer Hitze gebraten werden, bis sie leicht angekohlt sind, nach dem Braten sollten die Maiskolben mit einem Messer von den Kernen befreit werden. Nehmen Sie nun eine Schüssel und mischen Sie die Körner, gehackten Zwiebeln, Paprika und Tomaten mit Salz und stellen Sie die Schüssel beiseite. Bereiten Sie nun das Dressing für den Salat zu, indem Sie Olivenöl, Zitronensaft und Chilipulver mischen und kalt stellen. Vor dem Servieren die Vinaigrette über den Salat gießen und servieren.

Genießen!

Kohl- und Traubensalat

Zutaten

1 Kohlkopf, geraspelt

Etwa 2 Tassen grüne Trauben, halbiert

1/2 Tasse fein gehackter Koriander

3 grüne Chilischoten, gehackt

Olivenöl

Zitronensaft, nach Geschmack

Zucker nach Belieben

Salz und Pfeffer nach Geschmack

Methode

Zur Zubereitung des Dressings Olivenöl, Zitronensaft mit Zucker, Salz und Pfeffer in eine Schüssel geben und gut vermischen, dann kühl stellen. Geben Sie nun die restlichen Zutaten in eine andere Schüssel und stellen Sie diese beiseite. Vor dem Servieren des Salats das abgekühlte Dressing hinzugeben und vorsichtig schwenken.

Genießen!!

Zitrussalat

Zutaten

Etwa eine Tasse Vollkornnudeln, gekocht

1/2 Tasse geschnittener Paprika

1/2 Tasse Karotten, blanchiert und gehackt

Frühlingszwiebeln. Geschreddert

1/2 Tasse Orangen, gewürfelt

1/2 Tasse süße Limettenschnitze

Eine Tasse Sojasprossen

Etwa eine Tasse Quark, fettarm

2-3 EL. Minzblätter

Senfpulver nach Geschmack

Puderzucker, nach Geschmack

Salz

Methode

Für die Vinaigrette Quark, Minzblätter, Senfpulver, Zucker und Salz in eine Schüssel geben und gut verrühren. Nun die restlichen Zutaten in einer weiteren Schüssel miteinander vermischen und ruhen lassen. Vor dem Servieren das Dressing zum Salat geben und gekühlt servieren.

Genießen!!

Obstsalat und Salat

Zutaten

4 Salatblätter, in Stücke gerissen

1 Papaya, gehackt

1 Tasse Trauben

2 Orangen

1 Tasse Erdbeeren

1 Wassermelone

½ Tasse Zitronensaft

1 C. Mein Lieber

1 C. Paprikaflocken

Methode

Zitronensaft, Honig und Chiliflocken in eine Schüssel geben, gut vermischen und beiseite stellen. Nun die restlichen Zutaten in eine andere Schüssel geben und gut vermischen. Vor dem Servieren die Vinaigrette zum Salat geben.

Genießen!

Hähnchen-Curry-Salat

Zutaten

2 Hühnerbrüste ohne Knochen, ohne Haut, gekocht und halbiert

3 - 4 Stangen Sellerie, gehackt

1/2 Tasse Mayonnaise, fettarm

2-3 EL. Curry Pulver

Methode

Die gekochten, knochenlosen, hautlosen Hähnchenbrustfilets mit den restlichen Zutaten, Sellerie, fettarmer Mayonnaise, Currypulver in mittelgroße Schüsseln geben und gut mischen. Damit ist dieses köstliche und einfache Rezept servierfertig. Dieser Salat kann als Sandwichfüllung mit Salat auf Brot verwendet werden.

Genießen!!

Erdbeer-Spinat-Salat

Zutaten

2 Esslöffel. Sesamsamen

2 Esslöffel. Mohn

2 Esslöffel. weißer Zucker

Olivenöl

2 Esslöffel. Paprika

2 Esslöffel. Weißweinessig

2 Esslöffel. Worcestersauce

Gehackte Zwiebel

Spinat, gespült und in Stücke gerissen

Ein Liter Erdbeeren, in Stücke geschnitten

Weniger als eine Tasse Mandeln, plattiert und blanchiert

Methode

Nehmen Sie eine mittelgroße Schüssel; Mohn, Sesam, Zucker, Olivenöl, Essig und Paprika mit Worcestersauce und Zwiebel mischen. Mischen Sie sie gut und decken Sie sie ab, und frieren Sie sie dann mindestens eine Stunde lang ein. Nehmen Sie eine andere Schüssel und mischen Sie Spinat, Erdbeeren und Mandeln, gießen Sie dann die Kräutermischung hinein und kühlen Sie den Salat, bevor Sie ihn mindestens 15 Minuten lang servieren.

Genießen!

Süßer Kohlsalat im Restaurant

Zutaten

Eine 16-Unzen-Tüte Krautsalatmischung

1 Zwiebel, gewürfelt

Weniger als eine Tasse cremiges Dressing

Pflanzenöl

1/2 Tasse weißer Zucker

Salz

Mohn

Weißweinessig

Methode

Nehmen Sie eine große Schüssel; Krautsalatmischung und Zwiebel mischen. Nehmen Sie nun eine weitere Schüssel und mischen Sie Dressing, Pflanzenöl, Essig, Zucker, Salz und Mohn. Nach dem Mischen die Mischung zu der Zucchini-Mischung geben und gut bestreichen. Bevor Sie den köstlichen Salat servieren, stellen Sie ihn mindestens ein bis zwei Stunden in den Kühlschrank.

Genießen!

Klassischer Makkaronisalat

Zutaten

4 Tassen Ellbogen-Makkaroni, ungekocht

1 Tasse Mayonnaise

Weniger als eine Tasse destillierter weißer Essig

1 Tasse weißer Zucker

1 C. gelber Senf

Salz

Schwarzer Pfeffer, gemahlen

Eine große Zwiebel, fein gehackt

Etwa eine Tasse geriebene Karotten

2-3 Stangen Sellerie

2 Chilischoten, gehackt

Methode

Nehmen Sie einen großen Topf und geben Sie etwas gesalzenes Wasser hinein und kochen Sie es, fügen Sie die Makkaroni hinzu und kochen Sie es und lassen Sie es etwa 10 Minuten lang abkühlen, dann lassen Sie es ab. Nehmen Sie nun eine große Schüssel und fügen Sie Essig, Mayonnaise, Zucker, Essig, Senf, Salz und Pfeffer hinzu und mischen Sie alles gut. Sobald alles gut vermischt ist, Sellerie, Paprika, Chili, Karotten und Makkaroni hinzufügen und erneut gut vermischen. Wenn alle Zutaten gut vermischt sind, lassen Sie ihn mindestens 4-5 Stunden im Kühlschrank, bevor Sie den köstlichen Salat servieren.

Genießen!

Birnensalat mit Roquefortkäse

Zutaten

Salat, in Stücke gerissen

Etwa 3-4 Birnen, geschält und gehackt

Eine Schachtel mit geriebenem oder zerbröckeltem Roquefort-Käse

Frühlingszwiebel, in Scheiben geschnitten

Ungefähr eine Tasse weißer Zucker

1/2 Dose Pekannüsse

Olivenöl

2 Esslöffel. Rotweinessig

Senf, nach Geschmack

Eine Knoblauchzehe

Salz und schwarzer Pfeffer nach Geschmack

Methode

Nehmen Sie einen Topf und erhitzen Sie das Öl bei mittlerer Hitze, mischen Sie dann den Zucker mit den Pekannüssen und rühren Sie weiter, bis der Zucker geschmolzen ist und die Pekannüsse karamellisiert sind, dann lassen Sie es abkühlen. Nehmen Sie nun eine andere Schüssel und fügen Sie Öl, Essig, Zucker, Senf, Knoblauch, Salz und schwarzen Pfeffer hinzu und mischen Sie alles gut. Jetzt Salat, Birnen und Blauschimmelkäse, Avocado und Frühlingszwiebeln in einer Schüssel mischen, die Dressing-Mischung hinzufügen, dann mit karamellisierten Pekannüssen bestreuen und servieren.

Genießen!!

Barbies Thunfischsalat

Zutaten

Eine Dose Weißer Thun

½ Tasse Mayonnaise

Ein Esslöffel. Käse nach Parmesan-Art

Süße Gurke, nach Geschmack

Zwiebelflocken, nach Geschmack

Currypulver nach Geschmack

Getrocknete Petersilie nach Geschmack

Getrockneter Dill nach Geschmack

Knoblauchpulver nach Geschmack

Methode

Nehmen Sie eine Schüssel und fügen Sie alle Zutaten hinzu und mischen Sie gut. Vor dem Servieren eine Stunde abkühlen lassen.

Genießen!!

Hühnersalat im Urlaub

Zutaten

1 Pfund Huhn, gekocht

Eine Tasse Mayonnaise

Ein C. Paprika

Ungefähr zwei Tassen getrocknete Preiselbeeren

2 Frühlingszwiebeln, fein gehackt

2 grüne Paprika, gehackt

1 Tasse Pekannüsse, gehackt

Salz und schwarzer Pfeffer nach Geschmack

Methode

Nehmen Sie eine mittelgroße Schüssel, mischen Sie Mayonnaise, Paprika und schmecken Sie und fügen Sie bei Bedarf Salz hinzu. Nun die Preiselbeeren, Sellerie, Paprika, Zwiebel und Walnüsse nehmen und gut vermischen. Fügen Sie nun das gekochte Hühnchen hinzu und mischen Sie es dann erneut gut. Würzen Sie sie nach Geschmack und fügen Sie bei Bedarf gemahlenen schwarzen Pfeffer hinzu. Vor dem Servieren mindestens eine Stunde abkühlen lassen.

Genießen!!

Mexikanischer Bohnensalat

Zutaten

Eine Dose schwarze Bohnen

Eine Dose rote Bohnen

Eine Dose Cannellini-Bohnen

2 grüne Paprika, gehackt

2 rote Paprika

Eine Packung gefrorene Maiskörner

1 rote Zwiebel, fein gehackt

Olivenöl

1 Esslöffel. Rotweinessig

½ Tasse Zitronensaft

Salz

1 Knoblauch, püriert

1 Esslöffel. Koriander

1 C. Kreuzkümmel, gemahlen

Schwarzer Pfeffer

1 C. Pfeffersauce

1 C. Chilipulver

Methode

Nehmen Sie eine Schüssel und mischen Sie die Bohnen, das Paprikapulver, den gefrorenen Mais und die rote Zwiebel miteinander. Nun eine weitere kleine Schüssel nehmen, Öl, Rotweinessig, Zitronensaft, Koriander, Kreuzkümmel, schwarzen Pfeffer mischen, abschmecken und die scharfe Soße mit dem Chilipulver dazugeben. Gießen Sie die Dressing-Mischung hinein und mischen Sie alles gut. Lassen Sie sie vor dem Servieren etwa ein bis zwei Stunden abkühlen.

Genießen!!

Bacon Ranch Nudelsalat

Zutaten

Eine Schachtel ungekochte dreifarbige Rotini-Nudeln

9-10 Speckscheiben

Eine Tasse Mayonnaise

Dressing-Mischung

1 C. Knoblauchpulver

1 C. Knoblauchpfeffer

1/2 Tasse Milch

1 Tomate, gehackt

Eine Kiste mit schwarzen Oliven

Eine Tasse Cheddar-Käse, gerieben

Methode

Gesalzenes Wasser in einen Topf geben und zum Kochen bringen. Die Nudeln darin etwa 8 Minuten kochen, bis sie weich sind. Nun nehmen Sie eine Pfanne und erhitzen das Öl in einer Pfanne und braten die Speckstücke darin an. Wenn gekocht, abgießen und hacken. Nehmen Sie eine andere Schüssel und fügen Sie die restlichen Zutaten hinzu, belegen Sie sie mit Nudeln und Speck. Gut gemischt servieren.

Genießen!!

Kartoffelsalat mit roter Haut

Zutaten

4 neue rote Kartoffeln, geputzt und gewaschen

2 Eier

Ein halbes Kilo Speck

Zwiebel, fein gehackt

Eine Stange Sellerie, gehackt

Etwa 2 Tassen Mayonnaise

Salz und Pfeffer nach Geschmack

Methode

Gesalzenes Wasser in einen Topf geben und zum Kochen bringen, dann die neuen Kartoffeln in den Topf geben und ca. 15 Minuten garen, bis sie weich sind. Anschließend die Kartoffeln abgießen und abkühlen lassen. Nun die Eier in einen Topf geben und mit kaltem Wasser bedecken, dann das Wasser aufkochen, dann den Topf vom Herd nehmen und beiseite stellen. Nun die Baconstücke garen, abtropfen lassen und beiseite stellen. Nun die Zutaten mit Kartoffeln und Speck hinzugeben und gut vermischen. Abkühlen lassen und servieren.

Genießen!!

Salat aus schwarzen Bohnen und Couscous

Zutaten

Eine Tasse Couscous, ungekocht

Etwa zwei Tassen Hühnerbrühe

Olivenöl

2-3 EL. Limettensaft

2-3 EL. Rotweinessig

Kreuzkümmel

2 Frühlingszwiebeln, gehackt

1 rote Paprika, gehackt

Koriander, frisch gehackt

Eine Tasse gefrorene Maiskörner

Zwei Dosen schwarze Bohnen

Salz und Pfeffer nach Geschmack

Methode

Kochen Sie die Hühnerbrühe, rühren Sie das Couscous um und kochen Sie es über der Pfanne und stellen Sie es beiseite. Mischen Sie nun das Olivenöl, den Limettensaft, den Essig und den Kreuzkümmel und fügen Sie dann die Zwiebel, die Paprika, den Koriander, den Mais, die Bohnen und die Petersilie hinzu. Mischen Sie nun alle Zutaten zusammen und lassen Sie es vor dem Servieren ein paar Stunden abkühlen.

Genießen!!

griechischer Salat mit Hühnerfleisch

Zutaten

2 Tassen Hühnerfleisch, gekocht

1/2 Tasse Karotten, in Scheiben geschnitten

1/2 Tasse Gurke

Ungefähr eine Tasse schwarze Oliven, gehackt

Etwa eine Tasse Feta-Käse, gerieben oder zerbröselt

italienisches Dressing

Methode

Nehmen Sie eine große Schüssel, nehmen Sie das gekochte Huhn, die Karotten, die Gurke, die Oliven und den Käse und mischen Sie sie gut. Nun die Dressing-Mischung dazugeben und nochmals gut vermischen. Kühlen Sie jetzt die Schüssel ab und decken Sie sie ab. Gekühlt servieren.

Genießen!!

Ausgefallener Hühnersalat

Zutaten

½ Tasse Mayonnaise

2 Esslöffel. Apfelessig

1 Knoblauch, fein gehackt

1 C. Frischer Dill, fein gehackt

Ein Pfund gekochte Hähnchenbrust ohne Haut und Knochen

½ Tasse Feta-Käse, gerieben

1 rote Paprika

Methode

Mayonnaise, Essig, Knoblauch und Dill gut vermischen und mindestens 6-7 Stunden oder über Nacht im Kühlschrank ruhen lassen. Nun das Hähnchen, die Paprika und den Käse damit vermengen und dann für ein paar Stunden in den Kühlschrank stellen und dann das gesunde und leckere Salatrezept servieren.

Genießen!!

Fruchtiger Hühnchen-Curry-Salat

Zutaten

4-5 Hähnchenbrust, gekocht

Eine Stange Sellerie, gehackt

Grüne Zwiebel

Etwa eine Tasse goldene Rosinen

Apfel, geschält und in Scheiben geschnitten

Pekannüsse, geröstet

Grüne Trauben, entkernt und halbiert

Curry Pulver

Eine Tasse fettarme Mayonnaise

Methode

Nehmen Sie eine große Schüssel und nehmen Sie alle Zutaten wie Sellerie, Zwiebel, Rosinen, geschnittene Äpfel, geröstete Pekannüsse, grüne kernlose Trauben mit Currypulver und Mayonnaise und mischen Sie sie gut. Wenn sie sich gut miteinander verbunden haben, lassen Sie sie ein paar Minuten ruhen und servieren Sie dann den köstlichen und gesunden Hühnersalat.

Genießen!!

Fantastischer Hühnchen-Curry-Salat

Zutaten

Etwa 4-5 Hähnchenbrüste ohne Haut, ohne Knochen, halbiert

Eine Tasse Mayonnaise

Etwa eine Tasse Chutney

Ein C. Currypulver

Ungefähr eine C. Pfeffer

Pekannüsse, etwa eine Tasse, gehackt

1 Tasse Trauben, entkernt und halbiert

1/2 Tasse Zwiebel, fein gehackt

Methode

Nehmen Sie einen großen Topf, braten Sie die Hähnchenbrust darin ca. 10 Minuten an und reißen Sie sie nach dem Garen mit einer Gabel in Stücke. Anschließend abgießen und abkühlen lassen. Nehmen Sie nun eine weitere Schüssel und fügen Sie Mayonnaise, Chutney, Curry und Pfeffer hinzu und mischen Sie alles zusammen. Dann die gekochten und zerkleinerten Hähnchenbruststücke in die Mischung geben, dann die Pekannüsse, das Curry und den Pfeffer hineingeben. Vor dem Servieren den Salat einige Stunden kühl stellen. Dieser Salat ist eine ideale Wahl für Burger und Sandwiches.

Genießen!

Scharfer Karottensalat

Zutaten

2 Karotten, gehackt

1 Knoblauch, fein gehackt

Über eine Tasse Wasser 2-3 EL. Zitronensaft

Olivenöl

Salz, nach Geschmack

Pfeffer nach Geschmack

rote Paprikaflocken

Petersilie, frisch und gehackt

Methode

Stellen Sie die Karotten in die Mikrowelle und kochen Sie sie einige Minuten lang mit dem fein gehackten Knoblauch und dem Wasser. Nimm sie aus der Mikrowelle, wenn die Karotte gar und weich ist. Dann die Karotten abtropfen lassen und beiseite stellen. Nun Zitronensaft, Olivenöl, Pfefferflocken, Salz und Petersilie in die Schüssel mit Karotten geben und gut vermischen. Einige Stunden abkühlen lassen und schon ist der köstlich würzige Salat servierfertig.

Genießen!!

Asiatischer Apfelsalat

Zutaten

2-3 EL. Reisessig 2-3 EL. Limettensaft

Salz, nach Geschmack

Zucker

1 C. Fischsauce

1 Jicama in Julienne

1 Apfel, gehackt

2 Frühlingszwiebeln, fein gehackt

Minze

Methode

Reisessig, Salz, Zucker, Limettensaft und Fischsauce sollten in einer mittelgroßen Schüssel gut vermischt werden. Sobald alles gut vermischt ist, die in Julienne geschnittenen Jicamas zu den gehackten Äpfeln in die Schüssel geben und gut mischen. Dann werden Schalottenkoteletts und Minze hinzugefügt und gemischt. Bevor Sie den Salat zum Sandwich oder Burger servieren, lassen Sie ihn eine Weile abkühlen.

Genießen!!

Kürbis- und Orzo-Salat

Zutaten

1 Zucchini

2 Frühlingszwiebeln, gehackt

1 gelber Kürbis

Olivenöl

Eine Dose gekochter Orzo

Dill

Petersilie

½ Tasse Ziegenkäse, gerieben

Pfeffer und Salz nach Geschmack

Methode

Zucchini, gehackte Frühlingszwiebeln und gelber Kürbis sollten in Olivenöl bei mittlerer Hitze sautiert werden. Diese sollten einige Minuten gekocht werden, bis sie weich sind. Geben Sie sie nun in eine Schüssel und gießen Sie den gekochten Orzo zusammen mit der Petersilie, dem geriebenen Ziegenkäse, dem Dill, Salz und Pfeffer in die Schüssel und schwenken Sie ihn erneut. Lassen Sie den Salat vor dem Servieren einige Stunden abkühlen.

Genießen!!

Brunnenkressesalat mit Früchten

Zutaten

1 Wassermelone, gewürfelt

2 Pfirsiche, geviertelt

1 Bund Brunnenkresse

Olivenöl

½ Tasse Zitronensaft

Salz, nach Geschmack

Pfeffer nach Geschmack

Methode

Die Wassermelonenwürfel und Pfirsichspalten mit Brunnenkresse in einer mittelgroßen Schüssel mischen, dann Olivenöl mit Limettensaft darüberträufeln. Dann abschmecken und gegebenenfalls mit Salz und Pfeffer abschmecken. Wenn alle Zutaten leicht und richtig vermischt sind, beiseite stellen oder auch ein paar Stunden im Kühlschrank aufbewahren, dann ist der leckere gesunde Obstsalat servierfertig.

Genießen!!

Caesar Salat

Zutaten

3 Knoblauchzehen, fein gehackt

3 Sardellen

½ Tasse Zitronensaft

1 C. Worcestersauce

Olivenöl

Ein Eigelb

1 römischer Kopf

½ Tasse Parmesankäse, gerieben

Croutons

Methode

Gehackte Knoblauchzehen mit Sardellen und Zitronensaft pürieren, dann Worcestershire-Sauce zusammen mit Salz, Pfeffer und Eigelb hinzufügen und erneut glatt rühren. Diese Mischung sollte mit einem Mixer auf langsamer Stufe hergestellt werden, jetzt sollte das Olivenöl langsam und allmählich dazugegeben werden, dann sollte der Roman hineingeworfen werden. Dann sollte die Mischung für eine Weile beiseite gestellt werden. Servieren Sie den Salat mit einer Garnitur aus Parmesankäse und Croutons.

Genießen!!

Mango-Huhn-Salat

Zutaten

2 Hähnchenbrust, ohne Knochen, in Stücke geschnitten

Grüner Mesclun

2 gewürfelte Mangos

¼ Tasse Zitronensaft

1 C. Ingwer, gerieben

2 Esslöffel. Mein Schatz

Olivenöl

Methode

Zitronensaft und Honig in einer Schüssel verquirlen, dann den geriebenen Ingwer und das Olivenöl hinzufügen. Nachdem Sie die Zutaten in der Schüssel gut vermischt haben, stellen Sie sie beiseite. Als nächstes sollte das Huhn gegrillt, dann abkühlen gelassen und nach dem Abkühlen das Huhn in benutzerfreundliche Würfel gerissen werden. Dann das Hähnchen aus der Schüssel nehmen und gut mit dem Gemüse und den Mangos mischen. Nachdem Sie alle Zutaten gut vermischt haben, stellen Sie es zum Abkühlen beiseite und servieren Sie dann den köstlichen und interessanten Salat.

Genießen!!

Orangensalat mit Mozzarella

Zutaten

2-3 Orangen, in Scheiben geschnitten

Mozzarella

Frische Basilikumblätter, in Stücke gerissen

Olivenöl

Salz, nach Geschmack

Pfeffer nach Geschmack

Methode

Die Mozzarella- und Orangenscheiben sollten mit den zerrissenen frischen Basilikumblättern gemischt werden. Nach dem Mischen Olivenöl über die Mischung träufeln und nach Geschmack würzen. Dann nach Bedarf mit Salz und Pfeffer abschmecken. Lassen Sie den Salat vor dem Servieren einige Stunden abkühlen, da dies dem Salat die richtigen Aromen verleiht.

Genießen!!

Drei-Bohnen-Salat

Zutaten

1/2 Tasse Apfelessig

Etwa eine Tasse Zucker

Eine Tasse Pflanzenöl

Salz, nach Geschmack

½ Tasse grüne Bohnen

½ Tasse Wachsbohnen

½ Tasse rote Kidneybohnen

2 rote Zwiebeln, fein gehackt

Salz und Pfeffer nach Geschmack

Blatt Petersilie

Methode

Apfelessig mit Pflanzenöl, Zucker und Salz in einen Topf geben und zum Kochen bringen, dann die Bohnen mit der in Scheiben geschnittenen roten Zwiebel hinzugeben und mindestens eine Stunde marinieren. Nach einer Stunde abschmecken, nach Bedarf salzen und pfeffern und mit frischer Petersilie servieren.

Genießen!!

Miso-Tofu-Salat

Zutaten

1 C. Ingwer, fein gehackt

3-4 EL. Miso

Das Wasser

1 Esslöffel. Reis Wein Essig

1 C. Sojasauce

1 C. Chilipaste

1/2 Tasse Erdnussöl

1 Babyspinat, gehackt

½ Tasse Tofu, in Stücke geschnitten

Methode

Gehackter Ingwer sollte mit Miso, Wasser, Reisessig, Sojasauce und Chilipaste püriert werden. Als nächstes sollte diese Mischung mit einer halben Tasse Erdnussöl gemischt werden. Sobald alles gut vermischt ist, fügen Sie gewürfelten Tofu und gehackten Spinat hinzu. Abkühlen und servieren.

Genießen!!

Japanischer Rettichsalat

Zutaten

1 Wassermelone, in Scheiben geschnitten

1 Rettich, in Scheiben geschnitten

1 Schalotte

1 Bund junge Triebe

Mirin

1 C. Reisweinessig

1 C. Sojasauce

1 C. Ingwer, gerieben

Salz

Sesamöl

Pflanzenöl

Methode

Wassermelone, Rettich mit Zwiebeln und Gemüse in eine Schüssel geben und beiseite stellen. Nun eine weitere Schüssel nehmen, Mirin, Essig, Salz, geriebenen Ingwer, Sojasauce mit Sesamöl und Pflanzenöl hinzugeben und gut vermischen. Wenn sich die Zutaten in der Schüssel gut vermischt haben, verteilen Sie diese Mischung über die Schüssel mit Wassermelonen und Radieschen. Damit ist der interessante, aber sehr leckere Salat servierfertig.

Genießen!!

Südwest-Cobb

Zutaten

1 Tasse Mayonnaise

1 Tasse Buttermilch

1 C. Scharfe Worcestershire-Sauce

1 C. Koriander

3 Frühlingszwiebeln

1 Esslöffel. Orangenschale

1 Knoblauch, fein gehackt

1 römischer Kopf

1 Avocado, gewürfelt

jicama

½ Tasse scharfer Käse, gerieben oder zerbröckelt

2 Orangen, gewürfelt

Salz, nach Geschmack

Methode

Mayonnaise und Buttermilch sollten mit scharfer Worcestershire-Sauce, Frühlingszwiebeln, Orangenschale, Koriander, gehacktem Knoblauch und Salz püriert werden. Nehmen Sie nun eine weitere Schüssel und mischen Sie Romaine, Avocado und Jicamas mit den Orangen und dem geriebenen Käse. Gießen Sie nun das Buttermilchpüree über die Orangenschale und stellen Sie es vor dem Servieren beiseite, damit der Salat den richtigen Geschmack erhält.

Genießen!!

Caprese-Nudeln

Zutaten

1 Päckchen Fusilli

1 Tasse Mozzarella, gewürfelt

2 Tomaten, entkernt und gehackt

Frische Basilikumblätter

¼ Tasse Pinienkerne, geröstet

1 Knoblauch, fein gehackt

Salz und Pfeffer nach Geschmack

Methode

Die Fusilli sollten nach Anleitung gekocht und dann in den Kühlschrank gestellt werden. Nach dem Abkühlen mit Mozzarella, Tomaten, gerösteten Pinienkernen, gehacktem Knoblauch und Basilikumblättern mischen und abschmecken, gegebenenfalls mit Salz und Pfeffer abschmecken. Bewahren Sie die gesamte Salatmischung zum Abkühlen beiseite und servieren Sie sie mit Sandwiches oder Burgern oder einer Ihrer Mahlzeiten.

Genießen!!

Salat mit geräucherter Forelle

Zutaten

2 Esslöffel. Apfelessig

Olivenöl

2 Schalotten, gehackt

1 C. Meerrettich

1 C. Dijon-Senf

1 C. Mein Lieber

Salz und Pfeffer nach Geschmack

1 Dose geräucherte Forelle, zerkrümelt

2 Äpfel, in Scheiben geschnitten

2 Rüben, in Scheiben geschnitten

Rakete

Methode

Nehmen Sie eine große Schüssel und mischen Sie die zerbröckelte Räucherforelle mit den Julienne-Äpfeln, Rote Beete und Rucola und stellen Sie die Schüssel beiseite. Nehmen Sie nun eine andere Schüssel und mischen Sie Apfelessig, Olivenöl, Meerrettich, gehackte Schalotten, Honig und Dijon-Senf, würzen Sie die Mischung dann ab und fügen Sie nach Bedarf Salz und Pfeffer hinzu. Nun nehme diese Mischung und gieße sie über die Schüssel mit den Äpfeln und vermische sie gut und serviere dann den Salat.

Genießen!!

Bohnen-Ei-Salat

Zutaten

1 Tasse grüne Bohnen, blanchiert

2 Radieschen, in Scheiben geschnitten

2 Eier

Olivenöl

Salz und Pfeffer nach Geschmack

Methode

Eier sollten zuerst gekocht und dann mit blanchierten grünen Bohnen und geschnittenen Radieschen gemischt werden. Mischen Sie sie gut, beträufeln Sie sie dann mit Olivenöl und fügen Sie nach Geschmack Salz und Pfeffer hinzu. Sobald alle Zutaten gut vermischt sind, stellen Sie sie beiseite und lassen Sie sie abkühlen. Wenn die Mischung abgekühlt ist, ist der Salat servierfertig.

Genießen!!

Ambrose-Salat

Zutaten

1 Tasse Kokosmilch

2-3 Scheiben Orangenschale

Ein paar Tropfen Vanilleessenz

1 Tasse Trauben, in Scheiben geschnitten

2 Mandarinen, in Scheiben geschnitten

2 Äpfel, in Scheiben geschnitten

1 Kokosnuss, gerieben und geröstet

10-12 Walnüsse, gemahlen

Methode

Nehmen Sie eine mittelgroße Schüssel und mischen Sie Kokosmilch, Orangenschale und Vanilleessenz. Sobald alles gut geschlagen ist, fügen Sie die in Scheiben geschnittene Mandarine zusammen mit den in Scheiben geschnittenen Äpfeln und Trauben hinzu. Nachdem Sie alle Zutaten gut vermischt haben, stellen Sie sie für ein oder zwei Stunden in den Kühlschrank, bevor Sie den köstlichen Salat servieren. Wenn der Salat abgekühlt ist, servieren Sie den Salat mit einem Sandwich oder Burger.

Genießen!!

Viertelsalat

Zutaten

Eine Tasse Mayonnaise

Eine Tasse Blauschimmelkäse

1/2 Tasse Buttermilch

eine Schalotte

Zitronenschale

Worcestersauce

Frische Petersilienblätter

Eisberg-Ski

1 hartgekochtes Ei

1 Tasse Speck, zerkrümelt

Salz und Pfeffer nach Geschmack

Methode

Mayonnaise mit Blauschimmelkäse, Buttermilch, Schalotten, Sauce, Zitronenschale und Petersilie pürieren. Nachdem Sie den Brei zubereitet haben, würzen Sie ihn nach Geschmack und fügen Sie nach Belieben Salz und Pfeffer hinzu. Nehmen Sie nun eine andere Schüssel und werfen Sie die Eisbergkeile in die Schüssel mit dem teuflischen Ei, sodass das teuflische Ei die hartgekochten Eier durch das Sieb färbt. Gießen Sie nun die pürierte Mayo über die Schüssel mit Keilen und Mimose und mischen Sie sie dann gut. Der Salat wird serviert, indem der frische Speck darauf verteilt wird.

Genießen!!

Spanischer Chilisalat

Zutaten

3 Frühlingszwiebeln

4-5 Oliven

2 Paprika

2 Esslöffel. Sherry-Essig

1 Paprikaschote, geräuchert

1 römischer Kopf

1 Handvoll Mandeln

Eine Knoblauchzehe

Brotscheiben

Methode

Frühlingszwiebeln sollten gegrillt und dann in Stücke geschnitten werden. Nehmen Sie nun eine andere Schüssel und mischen Sie Chilischote und Oliven mit Mandeln, geräuchertem Paprika, Essig, Romaine und gegrillten und gehackten Frühlingszwiebeln hinein. Die Zutaten in der Schüssel gut vermischen und beiseite stellen. Jetzt sollten die Brotscheiben getoastet werden und wenn sie getoastet sind, die Knoblauchzehen über die Scheiben reiben und dann die Chilimischung über die gerösteten Brötchen gießen.

Genießen!!

Mimosensalat

Zutaten

2 Eier, hart gekocht

½ Tasse Butter

1 Salatkopf

Der Essig

Olivenöl

Kräuter, gehackt

Methode

Nehmen Sie eine mittelgroße Schüssel und mischen Sie Salat, Butter mit Essig, Olivenöl und gehackten Kräutern. Nachdem Sie die Zutaten gründlich in der Schüssel vermischt haben, stellen Sie die Schüssel für eine Weile beiseite. In der Zwischenzeit die Mimose vorbereiten. Zur Zubereitung der Mimose müssen zuerst die hartgekochten Eier geschält werden und dann mit Hilfe eines Siebes die hartgekochten Eier gefiltert werden und somit ist das Mimosenei fertig. Gießen Sie nun dieses Mimosenei über die Salatschüssel, bevor Sie den köstlichen Mimosensalat servieren.

Genießen!!

Klassisches Waldorf

Zutaten

1/2 Tasse Mayonnaise

2-3 EL. Sauerrahm

2 Schnittlauch

2-3 EL. Petersilie

1 Zitronenschale und Saft

Zucker

2 Äpfel, gehackt

1 Stange Sellerie, gehackt

Mutter

Methode

Dann nehmen Sie eine Schüssel Mayonnaise, Sauerrahm wird mit Schnittlauch, Zitronenschale und -saft, Petersilie, Pfeffer und Zucker geschlagen. Wenn die Zutaten in der Schüssel gut vermischt sind, stellen Sie sie beiseite. Nehmen Sie nun eine weitere Schüssel und mischen Sie die Äpfel, den gehackten Sellerie und die Walnüsse darin. Nun nehmt die Mayo-Mischung und vermischt sie mit den Äpfeln und dem Sellerie. Alle Zutaten gut vermischen, die Schüssel eine Weile stehen lassen, dann den Salat servieren.

Genießen!!

Schwarzaugenbohnensalat

Zutaten

Limettensaft

1 Knoblauch, fein gehackt

1 C. Kreuzkümmel, gemahlen

Salz

Koriander

Olivenöl

1 Tasse schwarzäugige Erbsen

1 Jalapeno, gehackt oder püriert

2 Tomaten, gewürfelt

2 rote Zwiebeln, fein gehackt

2 Anwälte

Methode

Limettensaft wird mit Knoblauch, Kreuzkümmel, Koriander, Salz und Olivenöl geschlagen. Sobald alle diese Zutaten gut vermischt sind, werfen Sie diese Mischung mit zerdrückten Jalapenos, schwarzäugigen Erbsen, Avocado und fein gehackten roten Zwiebeln. Wenn alle Zutaten gut vermischt sind, den Salat einige Minuten ruhen lassen und dann servieren.

Genießen!!

Gemüsesalat mit Schweizer Käse

Zutaten

1 Tasse Frühlingszwiebel, in Scheiben geschnitten

1 Tasse Sellerie, in Scheiben geschnitten

1 Tasse grüner Pfeffer

1 Tasse mit Chili gefüllte Oliven

6 Tassen zerkleinerter Salat

1/3 Tasse Pflanzenöl

2 Tassen geriebener Schweizer Käse

2 Esslöffel. Rotweinessig

1 Esslöffel. dijon Senf

Salz und Pfeffer nach Geschmack

Methode

Kombinieren Sie Oliven, Zwiebel, Sellerie und grüne Paprika in einer Salatschüssel und mischen Sie gut. Öl, Senf und Essig in einer kleinen Schüssel mischen. Das Dressing mit Salz und Pfeffer abschmecken. Das Dressing über das Gemüse träufeln. Über Nacht oder mehrere Stunden kühl stellen. Vor dem Servieren den Teller mit Salatblättern garnieren. Den Käse mit dem Gemüse mischen. Den Salat auf den Salat legen. Mit geriebenem Käse bestreuen. Sofort servieren.

Genießen!

Leckerer Karottensalat

Zutaten

2 Pfund Karotten, geschält und in dünne diagonale Scheiben geschnitten

½ Tasse Mandelflocken

1/3 Tasse getrocknete Preiselbeeren

2 Tassen Rucola

2 gehackte Knoblauchzehen

1 Päckchen zerbröselter dänischer Blauschimmelkäse

1 Esslöffel. Apfelessig

¼ Tasse natives Olivenöl extra

1 C. Mein Lieber

1 bis 2 Prisen frisch gemahlener schwarzer Pfeffer

Nach Geschmack salzen

Methode

Karotten, Knoblauch und Mandeln in einer Schüssel mischen. Etwas Olivenöl zugeben und gut vermischen. Mit Salz und Pfeffer abschmecken. Die Mischung auf ein Backblech geben und im vorgeheizten Ofen 30 Minuten bei 400 Grad F oder 200 Grad C backen. Herausnehmen, wenn der Rand braun wird, und abkühlen lassen. Gießen Sie die Karottenmischung in eine Schüssel. Honig, Essig, Preiselbeeren und Käse hinzugeben und gut vermischen. Rucola hinzugeben und sofort servieren.

Genießen!

www.ingramcontent.com/pod-product-compliance
Lightning Source LLC
Chambersburg PA
CBHW071238080526
44587CB00013BA/1670